ウイルスも認知症も生きづらいのも、すべて歯のせい?

検索して不安になったら読む本

サウラデンタルクリニック院長
歯科医師
堀 滋

はじめに

　40代、50代になると、体のいろいろなところの老化が気になりませんか？　足腰が痛くなったり、白髪や抜け毛が気になったり、お腹が出てきたり……。

　血糖値や血圧が気になりだし、毎年、健康診断や人間ドックを受診する方も多いのではないでしょうか。
　ふだんから、アンチエイジングのために、食生活や運動もがんばっている意識の高い方もいるかもしれませんね。

　でも、何か忘れていませんか？
　みなさんは、自分の"歯"の健康をチェックしていますか？
　わたしは50代のライターですが、"歯"についてずっと後悔していることがあります。
　それは、数年前に親知らずを抜いたときのこと。歯科医院でこんなことを言われました。
　「この親知らずを抜くには、手前の奥歯が邪魔なのでいっしょに抜きますよ。いいですか？」

　わたしは、一瞬「え？　むし歯でもない歯を抜くの？」と、モヤっとした気持ちになりました。でも、親知らずの痛みから早く解放されたかったので、モヤっとしたまま「はい」と言ってしまいました。

その後、歯は無事に(?)抜けたのですが、奥歯がなくなったために、すごく歯がスカスカになった気分になりました。当たり前ですが、乳歯と違って永久歯は抜いたら二度と生えてきません。痛みがなくなり、冷静になったとたん、とんでもない後悔と喪失感におそわれました。健康な歯を抜いてしまってよかったのだろうか……と。

　それで、焦っていろいろ検索してみたのです。
　すると、驚くべき事実が！
　厚生労働省のデータによると、75歳以上の後期高齢者は、残っている歯の本数が平均で約16本しかないそうです。これは、本来あるべき歯の数(28本)が、半数に減ってしまっているということ。

　なぜ、年を取るとそんなに歯が抜けてしまうのでしょうか？
　大人の歯が抜ける二大原因は「むし歯」と「歯周病」だそうです。**なんと、最近は子どものむし歯は減っているのに、大人のむし歯が増えているのだそうです。**しかも、40歳以上の約4割の人が、むし歯が原因で歯を抜くことになるそうです。

　さらに、歯周病はもっと恐ろしく、気づかないうちに進行し、最終的に歯が自然に抜けてしまうらしいのです。

　歯が抜けるだけでも、ショックですが、歯周病の本当の怖さは、全身の健康をむしばむこと。**歯周病は糖尿病をはじめ「心臓病」**

「腎臓病」「肺炎」「肝硬変」「骨粗しょう症」「関節リウマチ」「がん」「認知症」などの命にかかわるさまざまな体の病気のリスク要因になることがあるとか！

　どうやら、元気に長生きしたいなら、一生使える健康な歯を、1本でも多く残すのが肝心ということがわかりました。

　でも、どうしたら歯の健康を守れるのでしょう？
　わたし自身のことをふり返れば、子どもの頃から、長年毎日歯磨きをしています。しかし、気がつくと、いつの間にかむし歯になっています。
　治療して、金属をかぶせてもらっても、その金属も何年かに1度、順番に外れてやり直しです。
　あげくの果てに、親知らずのせいで、抜きたくない歯を抜く羽目になってしまいました。
　これはもしかして、歯のケアの仕方が根本的に間違っているのかもしれません。

　もしも、お口の中の正しいケア方法や歯科医院の選び方を知っていたら、50代で健康な歯を1本失うことにはならなかったかも……。
　今こそ、真の口腔ケアをマスターし、よい歯科医に巡り合う方法を心の底から知りたいと思いました。
　きっとこのままでは、あと20年でかなりの歯を失い、入れ歯に

まっしぐらです。歯を失った人は、食べる力や会話する力を失い、認知症や寝たきりになるリスクがぐんとあがることもわかっているとか……。

そうなってからでは遅すぎる！

つまり、歯は悪くなる前の予防がカギなんです。
そこで、むし歯・歯周病の予防についてわかりやすく教えてくれる歯の専門家を探したところ、快諾してくれたのがサウラデンタルクリニック院長の堀滋先生です。

堀先生は、江戸時代から数えて五代目という医師・歯科医師の家系に生まれ、歯科診療所開設後も、予防歯科の第一人者といわれるスウェーデン・イエテボリ大学のヤン・リンデ教授に師事し、海外の最新治療や口腔ケアを学ばれた歯のプロフェッショナルです。

保険診療の歯科医院を25年続けたのち、2017年「健康・審美・予防」を追求した自由診療専門のクリニックに移行。2021年2月、コロナ禍でも安全な診療を提供し続けられる、最新の換気システムなどを整えた新たなクリニックを作るために港区青山に移転、現在に至っています。

自由診療の歯医者さんといえば、芸能人やセレブが通うとこ

ろって、思っていました。お金も敷居も高そうです。

　でも、その考えは間違っていました。むしろ、治療やケアの選択肢を狭めてしまうことこそが、日本の歯科医療の弱点だったのです。

　日本の医療制度では、内科や外科など、どの診療科も病気にならないと保険が効きません。だから、みんな病気にならないと、お医者さんには行きません。
　でも、具合が悪くなってからでは、「手遅れ」ということがたくさんあると思いませんか？

　歯もそうです。むし歯になってから治療しても、歯が削られてなくなっていくだけ。二度と元通りになることはありません。
　だからこそ、堀先生は「予防歯科」に強くこだわり、保険の枠にとらわれず、「自分の歯を生涯残す」ための治療に取り組んでいるのです。

　堀先生のクリニックでは、初診のカウンセリングに1時間以上もの時間をかけるそうです。
　それだけじっくり歯科医師とお話しできていたら、わたしも健康な歯まで抜く結果にはならなかったかもしれません。自前の歯と老後の健康を守れるなら、多少お金や時間がかかっても、しっかりした治療を選択すべきだったのかも……。

わたしたちが子どもの頃の歯医者さんは、「怖い」「緊張する」「NO といえない」イメージがありました。しかし、現在の歯科治療の常識は、昔と大きく変わっています。

　歯科医師は、歯のメンテナンスを通して一生つきあっていくパートナー的存在。そして、治療は心理的な負担がかからないものに進化しているそうです。

　「今さらケアして間に合うの？」と不安を感じている40代、50代から上の年代のみなさん、心配はいりません。堀先生曰く「歯のケアは、何歳からでも遅くない」そうです。

　人生100年時代を生き抜くために、折り返し地点の今だからこそ、古い常識を捨て、正しい歯の知識を身につけましょう。
　酸いも甘いも噛み分けて、いろいろ失ったものも多い中高年。せめて歯だけはこれ以上失わないようにしませんか？

　この本では、むし歯・歯周病の基礎知識から、先生が患者さんに伝授しているホームケアの方法、そして、いざというとき頼りになる最新治療まで、歯科医師として35年以上もの間、多くの患者さんを見守り続けてきた堀先生にネホリハホリ聞いてみました。

　みなさんも、堀先生の初診カウンセリングを受けているつもりで、先生との会話を読み進めていただければ幸いです。

目次

1 健康に100歳まで生きるために口腔ケアが大事な理由

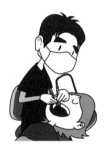

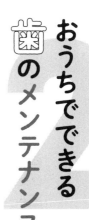
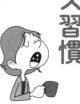
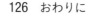
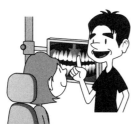

まずは次のセルフチェック ✓ を行って、

歯の状態 →当てはまる人は、歯周病の可能性があります。

- [ ] 朝起きたときに、口の中がネバネバする
- [ ] 歯磨きをしたときに、出血しやすい
- [ ] 口臭があると言われたことがある
- [ ] 歯肉にかゆみや、痛みを感じる
- [ ] 歯肉が赤い。または、黒っぽい
- [ ] ときどき歯肉がはれる
- [ ] 歯と歯の間にすき間ができてきた
- [ ] 歯がグラグラする
- [ ] 歯と歯の間に食べ物が挟まりやすい
- [ ] 歯が長くなったような気がする

食習慣 →Ａに多く当てはまる人はむし歯になるリスクが高く、Ｂに多く当てはまる人は歯が溶けてしまいやすくなるリスクが高くなります。詳しくは2章の71ページから解説します。

- Ａ 料理で、砂糖をよく使う
- Ａ 煮物やすき焼きなど、濃い味のものが好き
- Ａ 早食いで、あまり噛まない
- Ａ あめ、ガム、キャラメルをよく食べる
- Ａ クッキーやビスケットが好き
- Ａ 甘いジュースやコーヒー、乳酸菌飲料をよく飲む
- Ａ 水分補給はスポーツドリンク
- Ｂ 炭酸飲料をよく飲む
- Ｂ クエン酸入りの粉末ドリンクをよく飲む
- Ｂ 健康のために酢が入ったドリンクを毎日飲んでいる
- Ｂ マヨネーズやドレッシングなどで酢をたくさん摂取している
- Ｂ 柑橘類やキウイフルーツなど、すっぱい果物をよく食べる
- Ｂ ゲップなどで胃酸が逆流することがある

自分の口の中の状態を調べてみましょう。

だ液の状態 ➡当てはまる人は、だ液の質や状態に問題がある可能性があります。
だ液力をあげる方法は2章の77ページから解説します。

- [ ] 口の中がネバネバすることがある
- [ ] 鏡で舌を見ると白いもの（舌苔）がついていることが多い
- [ ] 朝起きたときに、口が渇いている
- [ ] 口臭がある
- [ ] 早食いで、あまり噛まない
- [ ] 食事のときに、よくむせる
- [ ] 口で呼吸している
- [ ] 舌で歯をなめるとヌルヌル、ザラザラしていることが多い

舌の位置チェック ➡舌について、詳しくは80ページ以降で解説します。

口を閉じてみてください。あなたの舌は今、どの位置にありますか？

正しい位置
舌の先が前歯に触れず、舌の中央が
上あごについている。

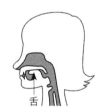

舌

見直しが必要
舌の先が上あごについていない。

間違った位置（低位舌）
舌の先が上または下の、前歯の裏側に
ついている。

まずは次のセルフチェック✓を行って、自分の口の中の状態を調べてみましょう。

噛み合わせ

→当てはまる人は、噛み合わせに問題があります。
正しくない噛み合わせは歯に負担をかけます。

- [ ] 無意識に口を閉じているときも
  上の歯と下の歯が触れている
- [ ] 口を開いても縦に3本以上の指が入らない
- [ ] あごのえらが張っている
- [ ] 下あごの前に梅干しのようなしわがある
- [ ] 歯ぐきの内側や外側に固いデコボコがある
- [ ] 首や肩のコリが強い
- [ ] 歯の表面に縦の線が入っている
- [ ] 歯の先が削れてきている
- [ ] 頬の内側に白い横線が入っている
- [ ] あごがガクガクする
- [ ] 原因不明の頭痛がある
- [ ] 食事であごが疲れてしまう
- [ ] 舌の側面に凸凹がある
- [ ] むし歯でない歯が痛むことがある

正しい噛み合わせの状態

自然に口を閉じたときに、
上の歯と下の歯の間が1〜2mm
あいている

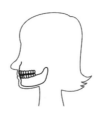

※自然に口を閉じたときに上下の歯が接している場合は、
筋肉やあごに習慣的に力がかかりすぎているTCH(92ページ)の可能性があります。

1

健康に100歳まで生きるために口腔ケアが大事な理由

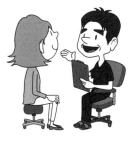

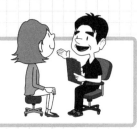

今、口の中は
人類史上最悪な状態！？

先生、今日は「歯の健康」について、とことん教えてもらうためにやってきました。実は、最近ネット検索で、「日本の歯科治療は後進国並みに遅れている」という話を読んだんです。それって本当ですか？

うーん。そうですね。日本の歯科治療を含めて、日本人の歯や口腔ケアに対する意識が遅れているといったほうが正しいかもしれません。

そうなんですか？ 日本人はきれい好きだし、ほとんどの人が毎日歯磨きをしていますよ。それに歯科医院もたくさんあるから、むし歯になったらすぐに治療してもらえます。それでも遅れているんですか？

歯磨きやむし歯治療が、お口のケアだと思っている。まず、そこが間違い。だって、歯磨きをしても、むし歯治療をしても、またむし歯になってしまうでしょう？

はあ、おっしゃる通りです。実は、わたし自身も繰り返しむし歯になることに気がついていまして。もしかして、自分のケアが間違っているのかな？ と、うすうす疑問を感じていたんです。

多くの人がお口の中の正しいケア方法を知らないのが現実です。それに、**今、みなさんの口の中は人類史上最悪な環境になっているかもしれませんよ。**

 人類史上最悪……それってわたしたちの口の中が、最悪に汚いってことですか!?　いったいどうして?

 はい。　その原因はマスクとソーシャルディスタンスです。

 え!?　マスクですか?

 もちろん、マスクそのものが悪いわけではないですよ。ただ、マスクに隠れている自分の口の中がどうなっているのか、考えたことありますか?

 いいえ。マスクは感染症予防や花粉症対策に欠かせないものだし。つけていれば安心としか考えていませんでした。

 そうですよね。もちろんコロナ禍ではマスクは必須アイテムです。しかし、残念ながら マスクには口内環境を悪くしてしまう弊害があるんですよ。長時間マスクをしていると、息苦しいですよね。だから、無意識に口呼吸になってしまう。そうすると、口内が乾燥してだ液が不足する。その結果、自浄作用が落ちて口臭、歯周病、むし歯などの原因になるんです。

 えー!?　マスクをしていることで口呼吸に……。まったく意識していませんでした。

そうでしょう？ それに、ソーシャルディスタンスを意識することで、他人とのコミュニケーションの頻度が極端に減っているから、表情筋を含めたお口周りの筋肉の使用頻度が極端に減って、今後、筋肉の劣化やだ液の減少、脳への血流減少の影響が懸念されているんです。

 そ、そういえば、最近マスクの中の自分の口臭が気になるような……。

 うーん。それはお口の中の環境が悪化しているかもしれませんね。放っておくと内臓の不調につながりかねないですよ。

 内臓?? むし歯や歯周病の問題じゃないんですか？

 口の中の状態というのは、全身の健康に深刻な影響を及ぼすものなんですよ。逆に口の中を診れば、体調の変化や生活環境の変化などいろいろなことがすごくよくわかります。定期的に口の中を診ていると、糖尿病などほかの病気の 早期発見につながることだってあるんですよ。口の中の組織はターンオーバーが早いので、身体の不調が現れやすいんです。
口内環境は、いわばその人の健康のバロメーターみたいなもの。 だからこそ、自分の口の中にもっと意識を向けてほしいんです。

お口の中が汚いと
寿命が縮む？

 口内環境が悪化すると、むし歯や歯周病が増えるだけじゃなくて、体も弱るということですか？

 そうです。**口の状態というのは、その人の健康寿命にものすごくかかわってくるものなんですよ。**

 健康寿命って、病気や寝たきりにならずに自立して生活できる年齢のことですよね。

 そうです。日本人は平均寿命と健康寿命に約10年の差があるといわれています。この健康寿命を延ばすカギが、口腔ケアなんです。口というのは、食べ物を食べて栄養をとるという役割だけでは ありませんよね。会話をしたり、表情をつくったりといった、コミュニケーションにもかかわっています。人がいきいきと生活するうえで欠かせないものがすべて、口腔機能と深くかかわっているんです。

 たしかに。歯が抜けたりして口腔機能が低下したら、好きなものも思うように食べられなくなりますね。見た目も一気に老けそう。あまり、想像したくないですが 。

 介護業界で注目されている「オーラルフレイル」という言葉を聞

いたことがありませんか？

「フレイル」は、たしか、加齢によって心身の機能が徐々に低下していくことをさす言葉ですよね。オーラルフレイルは、そのお口版ですか？

そうですね。むし歯や歯周病によって歯が失われていくと、噛んだり飲み込んだりする力が少しずつ衰えていきます。必然的にやわらかいものばかり食べるようになる。そうすると栄養バランスが崩れ、体力が低下していきます。筋力が衰えて、歩けなくなる人もいますね。また、歯がないと会話もうまくできない。だから人とコミュニケーションをすることがおっくうになる。その結果、社会から孤立してしまう。**口から始まってドミノ倒しのように心身が不健康になっていく。それがオーラルフレイルの怖さです。**

自分の未来を見てしまったようで、ちょっと、背筋が寒くなりました。健康で長生きしたいなら、まず、口の中を健康にしないといけないんですね 。

その通り。口の中が汚いことで、命にかかわる病気をわずらうことも珍しくないですからね。たとえば、肺炎。高齢者の死亡原因として、がんなどと並んで常に上位にランクインしていますが、これも、オーラルフレイルに関連した病気です。

そうなんですか？

肺炎は、主にウイルスや細菌などの病原体が気道を通って肺に入り炎症を起こす病気です。口腔機能が低下するとだ液の分泌や食べ物を飲み込む力も落ちてきます。すると、本来食道にいくはずのものが、誤って気道や肺のほうに入ってしまうことがある。

あ、それ、高齢者に多い「誤嚥」ですね。

そうです。誤嚥をすると食べ物やだ液と一緒に、口の中にいる細菌やウイルスも気道や肺に入り込みます。健康な人なら、誤嚥をしても抵抗力や免疫力が働いて大事に至ることはあまりありません。しかし、オーラルフレイルが進んだ人は、全身が弱っている状態です。さらに、口腔環境が悪くなっているので、口の中にむし歯菌や歯周病菌がたくさんいる。抵抗力が低いところに、誤嚥によって肺にたくさんばい菌が入ってくるので、たちまち肺炎を起こしてしまうわけです。

そうか。**オーラルフレイルが進むと、誤嚥性肺炎のリスクが高くなってしまうんですね。**

口腔ケアをきちんとしていれば、口の中の細菌を減らすことができます。そうすれば、誤嚥によって細菌が肺に入ることを防ぐ効果が期待できますよ。

なるほど。しかし、口の中にいる菌というのは、ずいぶんたちが悪そうですね。

糖尿病・動脈硬化・脳梗塞も歯周病のせい！？

 口の中の細菌というのは、血液を介して全身に回り、体のあちこちで深刻な病気を引き起こす原因になるんですよ。とくに歯周病菌には要注意です。

 ん？　口の中の歯周病菌が血液の中に入る？　どこから入ってしまうんですか？

 歯ぐきです。

 え、歯ぐき！？

 歯周病になっているということは、歯の周りの歯ぐきに常に治らない傷(潰瘍)があるのと同じことなんです。 その傷を通して体の中に侵入した口の中の細菌やその毒素が血流に入り、あっという間に全身のあちこちに運ばれてしまうんですよ。

 まさか、歯周病菌が歯ぐきから直接、血管内に入ってくるとは！

 心臓病の薬で、ニトログリセリン錠というのがありますよね。心筋梗塞になったとき、この薬を舌下におくと毛細血管から吸収され、5分以内に心臓に到達する。ということは、**口の中に**

入れたものは、血液を通して簡単に心臓まで行ってしまうということです。

 うわー！ 恐るべし、体のしくみ！ 今すぐにでもうがいしたい気分になっています。

 実は同じようなことが、神経を取った歯でも起きています。**神経を取った歯の内部は血液がないので、ばい菌が増え放題。** 増えすぎた細菌が根の外へ出ていくと、根の先で根尖病巣という病巣を作り、細菌や毒素が同じように血流に入り込み続けます。もちろん、歯周病菌は根の中にも潜んでいますよ。

 え～～～っ。

 菌が体に入っても量が少なかったり免疫力が高かったりすれば問題はありません。しかし、疲労やストレス、加齢などさまざまな要因で、抵抗力や免疫力が落ちたときは、病気になるリスクが高くなるでしょう。

 たとえば、どんな病気のリスクがありますか？

 代表的なものは動脈硬化です。 歯周病菌の中でも特に悪玉といわれるジンジバリス菌は、細胞から細胞へ移動しやすく、歯ぐきの血管から全身に回りやすいことがわかっています。実は、動脈硬化を起こした心臓の内側にへばりついた沈着物を採取して調べたところ、数種類の歯周病菌が発見されたという報告もあります。

ということはコレステロールに注意していても、口腔ケアをおろそかにすると、動脈硬化になる恐れありということですね。

 はい。ジンジバリス菌は血管壁に張りつくと炎症が起き、動脈硬化が促進されると考えられています。

 動脈硬化が進むと、高血圧、心筋梗塞、脳梗塞などの命にかかわる重大な病気を引き起こす可能性もありますよね。

 そうですね。その他にも、肝炎の患者さんの肝臓からジンジバリス菌が発見されたり、糖尿病、アルツハイマー型認知症といった病気と歯周病菌との関連が明らかになっています。

【歯周病と全身疾患】

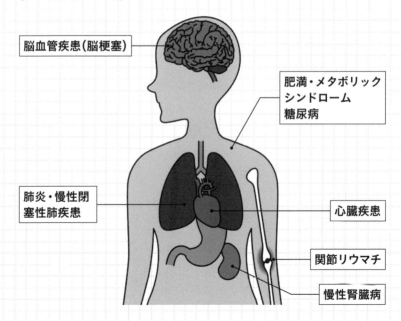

脳血管疾患(脳梗塞)

肥満・メタボリック
シンドローム
糖尿病

肺炎・慢性閉
塞性肺疾患

心臓疾患

関節リウマチ

慢性腎臓病

これまた、一生かかりたくない病気ばかりですね。

 だからこそ、口の中が大事なんですよ。たとえば、糖尿病の人は、合併症として歯周病になりやすいといわれていた。**しかし、最近では、歯周病の人が糖尿病になりやすいということもわかってきました。** どうやら、歯周病菌の毒素がインスリンの働きを邪魔してしまい血糖値が上昇するらしいのです。だから、歯周病の治療をすると、インスリン機能が改善して血糖値が下がったというデータもあるんですよ。

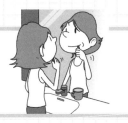

口腔ケアを怠ると
要介護・認知症が進む恐れも

 アルツハイマー型認知症は、なぜ歯周病と関係があるんですか？

 最新のトピックスでは、アルツハイマー型認知症の方の脳の髄液の中から、ジンジバリス菌が検出されたという報告もあり、この菌が脳神経の炎症を引き起こしている可能性があることがわかってきました。
ということは、口の中の歯周病菌を減らし、脳に行く歯周病菌の量を抑えることが大事だということです。

 そういえば、先生は、認知症の研究と治療でも有名な長寿研究の第一人者でいらっしゃる白澤卓二医師の患者さんたちの、歯

の治療をされているとうかがいましたが。

 白澤先生は、お口の健康と脳を含めた全身の健康との関連性を、指摘されていらっしゃいました。認知症の治療と並行して当院でお口の健康状態をチェックさせていただき、問題があれば治療を行います。

 なるほど。口の健康が脳に与えるリスクを抑えるためですね。

 そうですね。アルツハイマー型認知症の要因として、脳内に「アミロイドβ」というたんぱく質が過剰に溜まることが指摘されていますよね。マウス実験では、歯周病菌をマウスに投与すると脳にアミロイドβが溜まりやすくなることが確認されています。ですから、歯周病菌が脳に行くのを防ぐためには、歯周病の治療が重要になってきます。

 歯の治療で入れた古い金属が、認知症リスクになるという記事をネットニュースで見たことがあるんですけど、それは本当ですか？

 1970年代まで銀歯として使われていた「アマルガム」という金属のことですね。水銀が含まれているので、毒物性アルツハイマー病のリスクになるといわれています。

 水銀？　それは怖い……。

 白澤先生の患者さんもアマルガムが残っている方は、うちで除

去していますよ。もちろんそれも、水銀蒸気を吸い込まないように配慮した安全な方法で行っています。

自分の銀歯がアマルガムかどうかって見分けられるんですか？

自分で見分けるのは無理でしょうね。それに、現在は、製造されていないので若い人は心配ないですよ。

中高年は大丈夫でしょうか？

1970年代に治療した歯がそのまま残っているというような人以外は、まず大丈夫でしょう。ただし、高齢者の方でアマルガムが残っているような場合は、安全な方法で除去できる歯科医院で除去してもらうことをおすすめします。

口の中のいろいろな問題を解決しておかないと、健康を害するリスクがどんどん積み重なっていきますね。

年を重ねていくと、歯医者に行くのがおっくうになってしまう人もいます。むし歯や歯周病があることにも気づかず、歯が抜けても治療せずに放置していると、それが、認知症や要介護状態をまねく引き金になりかねません。

そういえば、うちの父は80代ですが、あんまり歯医者に行きません。部分入れ歯が合わないみたいなのですが、今は、外しっぱなしで放置しています。

うーん。それはよくないですね。歯は抜けたまま放置しないほうがいいですよ。歯は連続してあるということがすごく大事なんです。人間の体ってすき間があると埋めようとするんですよ。歯がなくなったところを埋めようとして、別の歯が少しずつ動いてすき間ができてしまう。そうすると、全体のバランスが崩れて噛みづらくなってしまう。

あっ、これは噛めなくなってオーラルフレイルに陥ってしまうパターンですね。やばいです。

脳は噛むことで活性化するといわれている。だから、噛めなくなると、認知機能が低下するリスクを高めてしまうんですよ。また、歯の本数が少ないと転倒しやすいというデータもある。高齢者の場合、栄養不足で骨がもろくなっています。転倒すると骨折して、そのまま寝たきりになってしまう人も少なくないのです。

まずいです！　最低何本歯が残っていれば、寝たきりになるのを回避できますか？

そうですね。全部残っているのがベストですが、日本歯科医師会では「8020運動」というのをやっていて、80歳で20本の歯を保つことを推進しています。今のところ達成率は50％ぐらいですが。

歯の本数は、親知らずを除いて28本ですよね。80歳で20本ですか……。うーん。残せるのか残せないのか、正直判断がつ

きません。

天然の歯を残せればベストですが、抜けた場合は必ず歯医者さんに相談してください。**歯が抜けたまま放置してしまうことが問題。** 入れ歯やインプラントなど、失った歯を補う義歯を使えば、噛めなくなるリスクを減らせます（詳しくは53〜54ページ）。それから、合わない入れ歯を使い続けるのもNG！　固いものが噛めなくなるので、食べられるものの範囲が狭くなり、栄養不足になってきます。

食べられなくなると、体力や免疫力が落ちて……という、また悪循環ですね。入れ歯、父に治すように伝えます。

最近の研究では、入れ歯などの人工の歯でも、よく噛んで食べることができれば、健康長寿に役立つということが明らかになっています。義歯を使用していない人の認知症リスクは、歯が20本以上ある人の1.9倍というデータもあります。入れ歯やインプラントをきちんと使用すれば、歯のある人と同様に認知症リスクが下げられるでしょう。

QOLを下げる怖い病気の多くは
お口の問題と関連している？

最初にちらっとお話ししましたが、口の中というのは、その人がどんな生活環境で、どんな食事をして、健康状態がどうなの

かということをあらわすバロメーターです。年を重ねてもQOL（クオリティ・オブ・ライフ）を低下させないためには、お口の中の健康を維持することが肝心なんですよ。

QOLというのは、「人生の質」「生活の質」という意味ですよね。口の中が汚いと、QOLも低下してしまうんですね……。

そうですね。若い頃と同じようなQOLを維持するためには、体も心も健康で、自立した生活が送れなければいけません。ところが、口腔環境が最悪で、お口の問題を放置していると、全身のあちこちで不具合が生じるんです。

はい。ほとんどの重病は口の健康ともかかわっていることがわかりました。

口の中に歯周病や根尖病巣の慢性的な炎症があると、免疫細胞が細菌をやっつけようとして「サイトカイン」と呼ばれるさまざまなたんぱく質をつくります。**これらが全身のあちこちで過剰に作られてしまった状態が、新型コロナウイルスの重症化でも話題になった、いわゆる「サイトカインストーム」です。**

コロナ重症化も歯周病菌のせい、ということですか？

そこまではいえませんが、他の基礎疾患も含め体内のさまざまな器官の慢性炎症が積み重なると、サイトカインストームが起こりやすいとはいわれています。コロナに限らずサイトカインが過剰になると感染症が悪化したり治りにくくなったりしてし

まいます。じつは内臓脂肪もサイトカインを放出してしまいます。

 口腔ケアの重要性が身に染みるお話です。

 免疫の働きに異常が生じると、ばい菌をやっつけるのではなく、自分で自分の組織を攻撃する自己免疫疾患を引き起こす場合があります。**中高年以降の女性に多いといわれる関節リウマチもそのひとつで、歯周病の炎症で増加したサイトカインが深くかかわっているといわれています。**

 関節リウマチは、関節の病気ですよね？

 そうですね。まだ詳しくはわかっていませんが、患者さんの関節組織から歯周病菌に関連した抗体が見つかっています。この病気は、関節の変形や痛みに悩まされるため、QOLを著しく低下させる病気のひとつといわれています。

 歯周病菌は、歯ぐきだけではなく全身に炎症を起こしてしまうんですね。

 そうですね。先ほど出てきた糖尿病とかかわりが深い、肥満やメタボリックシンドロームといった生活習慣病も、歯周病との共通点や相互の悪影響が指摘されているんですよ。これには、食生活なども関連するものとみられています。

 甘いものを食べると太るし、むし歯にもなりますね。

それだけではなく、肥満もメタボも、歯周病菌と同じく全身に慢性的な炎症を引き起こすとされています。だから、高血圧、腎臓病、脳梗塞、心筋梗塞といったさまざまな病気の原因になるのです。

たしかに、歯周病菌の悪さに似ていますね。

肥満が進行すればするほど、歯周病の有病率や重症度が高くなるという研究もあります。また、逆に歯周病が肥満を引き起こす一因になっているという説もある。まだ、はっきりしたことは解明されていませんが、肥満やメタボリックシンドロームと診断された人は、歯周病治療をすることで、糖尿病や心筋梗塞などの病気の発症リスクを減らすことができる可能性がある、と考えられます。もちろん、食生活や生活習慣も改善する必要がありますが。

先生がおっしゃった、「口の中を診れば、その人の生活環境もわかる」という意味がわかりました。仕事や家庭のストレスが溜まったからといって暴飲暴食はしないほうがいいですね。歯周病やメタボなど、健康を害する一方になってしまうし。

そうですね。ただし、ストレスというのも非常に口内環境に影響するものなんですよ。だから、暴飲暴食以外の方法で解消したほうがいいですね。

ストレスを感じると歯にどんな影響が出るんですか？

ストレスが強い人は、よく「噛みしめ」などのクセがみられます。噛みしめは、あごに大きな負担をかけるので、あごの関節の不調につながったり、だ液の量が減ったりするんですよ。

たしかに、仕事が忙しかったり、疲れてイライラしていたりするときは、口の中がネバネバするかも……。

ストレスは万病のもとといわれますが、慢性的なストレスによってうつ病などの心の病を発症することもある。気力や体力が減退すると、歯磨きをするのもおっくうになって、口の中の環境がどんどん悪くなってしまうんです。

歯周病菌がますます増えてしまいますね。

そうですね。ジンジバリス菌が腸内まで達すると、腸内細菌のバランスを崩し、免疫力を低下させることもわかっています。さらに、腸内環境が悪化すると、気分を安定させる脳内の神経伝達物質「セロトニン」が低下する。それで、イライラ、不安、不眠などさまざまな症状を引き起こすこともあります。

歯周病菌とストレスって最悪のコンビなんですね。

そう。だから歯を守るためにはストレスケアも大事なんですよ。

マスクで口の中が細菌の温床に!?

凶悪なウイルスから身を守るには、口腔ケアの強化が必須です。
マスク生活によって、口の中がとても危険な状態にあります。

　新型コロナウイルス感染症(COVID-19)の世界的流行によって、マスク生活が当たり前の世の中になりました。それによって、多くの歯科医師たちが口内環境の悪化に警鐘を鳴らしています。

　サーモグラフィーカメラで撮影すると、マスクを着けたとき顔の表面温度が上昇することがわかっています。暑さが厳しい夏場だと、マスクで覆われた部分が39度以上に上昇することもあるそうです。

　温度の上昇は、口の中でも同様です。マスクを長時間着けていると、口の中が保温され、細菌の分裂が活発になりやすいのです。つまり、コロナ禍においては、誰もが知らず知らずのうちに、むし歯菌や歯周病菌などの病原性の高い悪玉菌が増えやすい環境を作ってしまっていると言えます。

　口内には数百種類もの細菌が住んでいますが、それらがインフルエンザなどの病原性ウイルスの増殖を助ける物質を作り出すことがわかっています。口内環境が悪化すると、病原性ウイルスも増殖し、インフルエンザやコロナなどの感染症にかかりやすくなるリスクが高くなると、考えられています。

　感染症対策は、うがいや手洗いとともにマスクを着けていれば安心と思いがち。しかし、肝心なのはマスクの中の口の状態です。凶悪なウイルスから身を守るためには、これまで以上に舌も含めた口腔ケアを強化しなければなりません。

日本人は40代50代から歯の数が減り始める！

 先ほど、「8020運動」は、50％達成とおっしゃっていましたが、ネット検索で75歳以上の歯の平均残存本数が約16本というデータを見たんです。これは、80歳になる前に、すでに歯が20本以下に減ってしまった人もたくさんいるということですよね？　本来なら28本あったのに。

 はい。80歳で20本の歯が残っている人というのは、きちんと口腔ケアをしている方々の実績です。**歯の定期的な検診を受けていない場合、80歳で残っている歯の本数は6.8本**というデータを厚生労働省が発表しています。

 ……。ショックで絶句してしまう数字です。

 歯科先進国スウェーデンの80〜89歳の歯の平均残存本数は21本です。日本人が歯を失っていくスピードは、40代くらいまではスウェーデンと比較してもあまり変わりません。ところが、40代以降からダダダダッと歯を失う人が増えてくる。つまり、歯の喪失は、40代50代から加速するんです。

 なぜ、中高年で歯を失ってしまうのですか？

 その理由は、大きく分けて２つあります。ひとつは歯科治療です。

え！？ 歯科治療ですか？ 歯科治療って、むし歯を治すための治療ですよね？

 むし歯治療というのは、一般的にむし歯の部分を削って、削った部分に金属などの別の素材を詰めていくものです。そして、ほとんどの場合、むし歯が再発し、次に治療するときは、前回よりも大きく削ることになります。

 そうですね。はい。削ります。

 歯の大きさは、一番大きい大臼歯（いわゆる奥歯）でもわずか1cmほど。だいたい角砂糖1個分の大きさぐらいしかありません。**4〜5回くらい治療するともう、歯が小さくもろくなって抜くしかなくなってしまうのです。**

 歯科治療の繰り返しが歯を失うことにつながるんですね。

 残念ながら、そういうことになりますね。ただし、大人が歯を失う原因で最も多いのはむし歯ではありません。歯を失う理由は2つあるといいましたが、そのもうひとつは歯周病です。

 うわっ。出たな歯周病！ 先生、これまで歯周病菌の悪事についていろいろ教えていただきましたが、そもそも歯周病ってどういう病気なんですか？

 歯の表面には、歯磨きなどのセルフケアでは落としきれないプラークまたはバイオフィルムと呼ばれる汚れが付着しています。

歯周病は、その汚れに含まれた細菌が、歯と歯ぐきの間の歯周
ポケットに入り込み、歯周組織に炎症を起こす病気です。

 歯周組織ってなんですか？

 歯周組織というのは、歯肉、歯根膜、歯槽骨、セメント質で構
成されています。歯の周りを支えている大切な組織ですね。

 歯周病はどのように進行するのですか？

 歯周病は、最初は歯肉炎と呼ばれる歯ぐきの炎症から始まりま
す。しかし、痛みやはれなどのわかりやすい症状はほとんどな
いため、気づかないうちに進行してしまいます。炎症がひどく
なると、歯の根っこを支えている歯槽骨という骨が溶けて、歯
が抜けてしまうのです。

自覚症状が出てから 歯医者に行っても手遅れ？

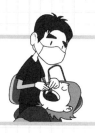

 自分が歯周病かどうかというのは、どうすればわかりますか？

 自覚症状がない病気なので、歯科医院に行って検査を受けると
いいでしょう。まずプロービング検査といって、歯周ポケット
の深さを測る検査を行います。

あ、それやったことあります。歯ぐきにとがった針のような器具を入れて、2とか3とか数字を測る検査ですよね？

はい、数字は、歯周ポケットの深さを表しています。歯周病のない健康な歯ぐきは、歯周ポケットの深さが3mm以下です。歯周病が進行するほど、歯周ポケットが深くなっていきます。

2とか3というのは、歯周ポケットの深さが2mmとか3mmということなんですね。

3mmでもポケットの周りのバイオフィルムを落としてしっかりケアしなければ、軽度な歯周病へと症状が進み、そこからじわじわと組織が破壊されて骨が減ってしまうことになります。

歯ぐきから血が出るとか、赤くなっているとか、そういうときはすぐに歯科医院に行って治療したほうがいいですか？

もちろんそうですが、むしろそういう自覚症状がある人は、かなり歯周病が進んでいる可能性が高い。歯医者さんに診てもらったときにはすでに進行してしまっているかもしれません。

それを防ぐにはどうしたらいいですか？

それは歯周病にならないこと。つまり予防をしっかりする。むし歯などの気になる症状がなくても、定期的に歯科を受診して、歯周病の原因になる歯に付着した細菌のかたまりを除去するクリーニングは必須です。

【歯周病の進み方】

歯肉炎

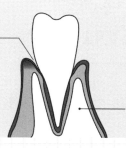

歯周ポケットの深さ
2〜3mm程度

歯槽骨

歯槽骨の破壊は始まっていない。

軽度歯周病

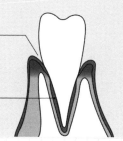

歯周ポケットの深さ
4mm未満

歯根膜

歯槽骨や歯根膜の破壊が始まり、歯ぐきが赤くはれる。

中等度歯周病

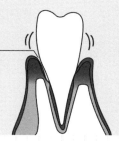

歯周ポケットの深さ
4〜6mm

歯がぐらつき、歯槽骨の破壊が進む。

出血、膿の排出があり、炎症が広がる。

重度歯周病

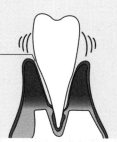

歯周ポケットの深さ
6mm以上

歯槽骨の破壊が進み、歯根がむき出しになる。

歯肉がはれて痛む。

歯を磨いているのに
むし歯になるのはなぜ？

 歯周病菌って誰の口の中にもいるものなんですか？

 諸説ありますが、ジンジバリス菌は日本人のだいたい4割以上の人にいるのではないでしょうか。常在菌と言ってもいいんじゃないかといわれている。

 4割というのは、思ったよりも少ないような。ジンジバリス菌がいない人もいるんですね。

 実は、ジンジバリス菌というのは子どもにはいないんですよ。18歳から20歳ぐらいから検出される。だから、外からうつってくるんです。

 ああ、わかりました。よく「むし歯はキスでうつる」って言いますもんね。

 そうそう。実際に大人になってからキスでうつっているのは、歯周病の原因菌のほうですけどね。むし歯菌に関連する細菌というのは、2歳ぐらいのときに、食べ物の口うつしなどで親から子に感染しやすいといわれています。

 そういえば、2〜3歳頃までに大人がむし歯菌をうつさなけれ

ば、子どもはむし歯にならないと聞いたことがあります。

 赤ちゃんは歯が生えていませんから、生まれてすぐはむし歯菌が住みつくことはありません。しかし、1歳半から2歳半頃に乳歯が生えそろうので、むし歯菌が定着しやすくなる。この時期にしっかり感染予防をすると、一生むし歯菌が少ない状態で過ごせる人もいますね。

 むし歯菌が少なければ、むし歯になりにくいんですよね？

 そうとも言えません。むし歯菌が少なくてもむし歯になってしまう人はいっぱいいます。

 どういうことですか？　むし歯の原因はむし歯菌じゃない？

 昔は、ミュータンス菌やラクトバチルス菌といった特定のむし歯菌がむし歯の原因とされていました。しかし現在は、そうではないということがわかってきました。むし歯ができる原因は、多数の細菌の影響や、食習慣、生活習慣などいろいろと複合的な要素がからんでいる。それは人によって異なります。

 どういう人がむし歯になりやすいのですか？

 口の中が酸性に傾いている時間が長い人です。どういうことか説明しますね。ふだん、口の中は中性の状態なんですが、食後数分以内に酸性に傾いていく。ミュータンス菌などのむし歯菌が、食事に含まれる糖を食べて酸を作るからなんです。そうす

ると、歯の表面からカルシウムやリン酸を作る成分が溶け出す、脱灰が起こります。これはミクロの世界ではむし歯になっているのと同じこと。

 歯ってそんなに早く溶け出すんですか！？

 ただし、だ液が出ると、だ液中の重炭酸イオンが酸を中和してくれる。そうすると、溶け出した成分が歯に戻ってくる。それが再石灰化という現象。だから、口の中のミクロの世界では食べるたびにむし歯になり、また戻り、また食べるとむし歯に……というのを繰り返しているんです。

 毎食後、歯磨きをすれば歯が溶け出すのを防げますか？

 歯磨きをしたとしても、脱灰というのは起きてしまう。もちろん歯磨きはしたほうがいい。しかし、歯磨きだけじゃダメなんです。たとえば、間食が多いとか、だ液の量が少なかったりすると、再石灰化のサイクルが崩れます。溶け出す量のほうが戻る量を上回る状態を毎日毎日繰り返して、目に見えるようになったのがむし歯なんですよ。

 なるほど。むし歯は一日にしてならず、ですね。

 大人のむし歯が目で見てわかるようになるのは1年から1年半ぐらいの積み重ねです。その結果の部分を削って詰めなおしたとしても、食生活や、だ液の問題など、根本原因を明らかにして治さないと、またなってしまうんです。

【食事による酸性度pHの変化】

間食のない規則正しい食事の場合

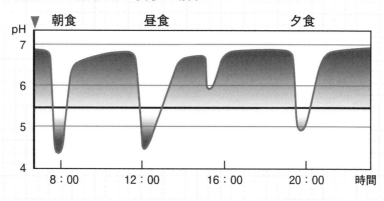

頻繁に間食をすると……

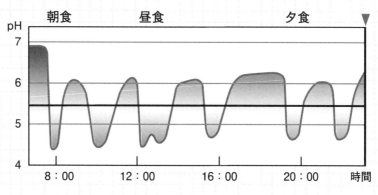

間食が増えると、pHが低い(=むし歯になりやすい)時間が増える。

 酸を作り出す細菌を口の中から駆除することはできませんか?

 酸を作る細菌が口の中からいなくなったら、口の中がアルカリ性に傾く。そうすると、今度は歯周病菌が元気になってしまいます。歯周病の場合は、ディスバイオシスといって、主に口の中のpHがアルカリ性に傾いて細菌バランスが崩れることで悪

化し出す。**むし歯菌と歯周病菌は実は拮抗した関係で、むし歯になりやすい人はどちらかというと歯周病が少ない。** 反対にむし歯がないのに歯周病で歯がダメになっちゃう人がいる。

えっ、そういうしくみ!?

そもそもむし歯菌などの細菌は、悪さをするために口の中にいるわけではありません。酸を作る細菌とアルカリを作る細菌がバランスよくいることで、口の中の状態を中性から弱アルカリ性に保ってくれています。一般的に、人間の口の中は善玉菌が2割、日和見菌(善玉菌・悪玉菌の、多い方に味方する菌)が7割、悪玉菌が1割というバランスになっているのが理想的な状態です。

お腹の中の腸内細菌と同じですね。

そうですね。**悪玉菌の中で一番たちが悪いのが、全身の健康を脅かす歯周病菌の「ジンジバリス菌」**です。口内環境が悪化してくると、日和見菌が悪い菌のほうについて、悪玉菌が増えてしまう。バランスを保つために歯科医院で徹底的にクリーニングをして落ち着いたとしても、悪玉菌は完全になくなりません。細胞の中に潜んでいて、また口の中の調子が悪くなると増えてしまう。**歯医者さんが「定期的にクリーニングをしましょう」と言うのはそのためです。**

むし歯にも歯周病にもならないためには、常に口内細菌のバランスをよい状態に保たなければならないんですね。

そう。腸内細菌とか、口内細菌とか、皮膚の常在菌とかを含めて自分の細胞の数と細菌の数を比べたら、自分の細胞は10%くらいで、細菌が90%なんですよ。自分が細菌を飼っているのではなく、自分が細菌に飼われているようなもの。だから細菌を駆逐すれば健康につながるかというとそうじゃない。殺菌をしすぎると、免疫力が落ちてしまったり、アレルギーが増えたりする。**健康でいるためには、細菌とうまくつきあっていかないといけないんです。**

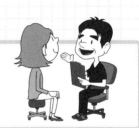

歯科治療でどんどん歯が悪くなる？

 子どもの頃から歯医者さんに行っていますけど、むし歯の原因がなんなのかとか、聞いたことがありませんでした。

 日本で一般的に行われている歯科の診療というのは、むし歯治療を中心に考えられているのです。モグラ叩きのようにむし歯が出てきたら治すという繰り返しですね。でも、むし歯になってしまったことには根本的な原因がある。その原因に対するアプローチが足りないというのが問題でしょうね。

 海外では違うんですか？

 そうですね。すでに世界的には「治療」よりも「予防」を重視した先端医療が導入されています。しかし、日本の保険制度では

予防のためのケアは保険適用外ですからね。特に歯科の保険診療は決められた手法、決められた材料、保険で認可されたものしか使えません。それが、時代に合わせて進歩すればいいのですが、治療法や使用材料は、わたしが開業した30年前とほとんど変わっていませんね。

だから、先生は保険診療を辞めて、自由診療のクリニックを開業されたんですね。

わたしは昭和34年生まれなんですが、当時の平均寿命は60歳ぐらいでした。みんなむし歯が多くて、むし歯の洪水のような状態。だから、とにかく削って詰めるという、短時間で効率的に行える治療が必要な時代だったんですね。でも、寿命も短かったので治療の繰り返しで歯がなくなっていても、困らなかったんです。つまり予防も必要なかった。その時代に考えられた保険制度が、人生100年時代の今もまだ続いてしまっている。

なるほど。時代遅れと言われるわけですね。

保険診療は、歯科治療の大量生産みたいなもの。そもそも削ったり詰めたりする行為にしか報酬が設定されていないので、一人の患者さんにかける時間も短くなる。だから、原因除去も行わないし、患者さんの生活習慣を改善するような話をする時間もないんですよ。

わたしが今まで受けていた治療もそんな感じです。それが普通だと思っていました。

歯科材料も日本と海外の差が開いてきています。たとえば、今、保険診療で詰め物をするときはパラジウム合金が使われています。パラジウム合金というのは、スウェーデンでは十数年も前からむし歯が再発しやすく、アレルギーの原因にもなるということで使用禁止になっています。

 そうなんですか!?

 パラジウム合金は、むし歯の再発を起こしやすい上に金属アレルギーの原因のひとつといわれています。だから、日本では保険適用外のセラミックがスウェーデンでは一般的な歯科材料として使用されているんですよ。

 え。スウェーデン人になりたい……。

 金属のかぶせ物や詰め物は歯とのすき間をセメントで埋めるため、時間が経つとセメントが劣化してすき間ができます。そこから細菌が入って、またむし歯になってしまう。

 だから一度治療した歯が、またむし歯になってしまうんですね。

 前にも言いましたが、むし歯治療を4〜5回繰り返すと歯がなくなる。それは、日本の歯科治療では「予防拡大」といって、むし歯をドリルで大きく削るのが当たり前に行われていたからです。世界的には、可能な限り歯を削る量を少なくするMI(ミニマルインターベンション)治療が主流になってきています。
当院でも「マイクロスコープ」という治療用の顕微鏡を見ながら

視野を拡大して治療を行うことで、歯を削る量を最小限にしています。

 日本の歯科治療の遅れが身に染みます。そういう、最新治療が標準になってほしいですが……。

 現状では、難しいでしょうね。制度の問題が大きい。患者さんにとって最善の治療を提供しようと思ったら、保険制度がネックになってしまうんですよ。

やってはいけない歯科治療

 中高年になると、「いよいよ根の治療をやる」とか「神経を取ることになった」といった話を友だちから聞くことが増えました。こういう治療って、むし歯の末期治療ですか？

 そうですね。神経を取る治療というのは、歯医者さんで「根の治療」とか「根管治療」と呼ばれるもの。これは、むし歯が神経まで達しているときに、神経を取って、歯の根の深い部分まできれいに掃除をして封鎖するという治療です。ただし、**歯医者さんで「神経を取る」と言われたときは、その治療を本当にやるべきか慎重に考えたほうがいい**ですよ。

 そうなんですか？

実は、日本では保険で行う根の治療の成功率が世界に比べてものすごく低いんです。これは、初めて根の治療を行った場合のデータですが、アメリカで専門医が神経を取る治療を行った場合、成功率は90%。ところが、日本だと60%ぐらいです。

え？　4割も失敗？　失敗するとどうなるんですか？

再治療しますが、そのたびに歯が薄くなり、歯が割れて抜歯になって、インプラントを入れる……というパターンですね。

まさか、神経を取ってもむし歯が再発して、また治療するなんて想像していませんでした。しかも、結局、抜くことになってしまうなんて……。

そもそも神経を取るときの治療は無菌に近い状態でやらないと、将来的にまた炎症を起こすということが専門医の間ではわかっているんです。そのため、治療には**「ラバーダム」というゴムのマスクを用いて、細菌だらけのだ液が患者さんの歯の内部に入らないようにして治療する必要がある。**

ラバーダム……？　そんな治療、見たことないです。

「ラバーダム防湿法」というんですが、設置に手間も時間もコストもかかるのに保険点数に反映されていないので、使っている歯科医がとても少ないんですよ。しかし、わたしは必須のものだと考えています。なぜなら、歯科治療では消毒液をはじめいろいろな化学物質や有機物を使用せざるをえない。ラバーダム

防湿法を行えば、そういう有害なものが粘膜から吸収されない
ようにもできる。

【ラバーダム治療とは】

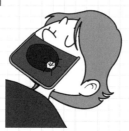

 歯を削ったときは、だいたい口の中に溜まっただ液や削りカス
を、ガ〜ッと機械で吸い出されるのがふつうでしたが……。

 そうですよね。だから、この治療法にすれば、だ液と歯を完全
に隔離させられるので、それらを飲み込むこともない。
認知症リスクのところでお話ししたアマルガムという銀歯の除
去も、このラバーダムを用いて除去しないと危険です。また、
ラバーダムを装着していると防湿作用があるので、人工の歯を
作ったときなども接着しやすくなる。

 全然知りませんでした。わたしが神経を取ることになったとき
は、ラバーダム治療をお願いしたいです。

 いやいや。そもそも、神経を気軽に取ってはダメ。当院では、
神経を取らなければならないケースは1年間で1〜2本もない
くらい。最新の手法を用いれば、かなり進行したむし歯でも神
経を残せる時代です。

えっ。神経を取らずに治療できるんですか？

 神経を取ることはすべて最悪の結果につながります。そのとき
は「痛みがなくなってよかった」と安心するかもしれませんが、
安易にやることじゃないんです。

 痛くても取らないほうがいいんですね。

 神経を取るのは一生の問題。たしかに、最先端医療では、取っ
た神経を一部再生できるという研究も進んできています。しか
し、一般的ではありません。今の歯科医療では残せる神経はで
きるだけ残したほうがいいという方針が常識になっています。

 歯の神経を取ってしまうと、どんな問題が起こるんですか？

 わたしたちが歯の神経と言っているものは、歯の中心の空洞の
中にある歯髄のことです。
歯髄には神経組織と血管が集まっていて、歯に栄養を運んだり、
食べ物を噛んだときの刺激を脳に伝えたりしています。この歯
髄を取れば、歯に血液が行かなくなる。そうすると、歯に栄養
が行かないだけでなく、白血球の免疫作用も働かなくなるので、
細菌の侵入に対する防御力がなくなります。つまり、**感染症に
なりやすくなるとか、ばい菌の毒素が全身に回りやすくなる原
因になる**んです。

 あれ？　それじゃ、せっかく治療しても余計悪くなっているよう
な……。

そう。神経を取ってしまうと歯は弱る一方。しかも、痛みを感じないので、むし歯が再発しても気づきにくくなります。

 神経を取るメリット全然なしじゃないですか。

 だから、歯医者さんで「神経を取る」「取っても何の問題もない」と言われたらそれは大間違い。今は「歯髄温存療法」といって、神経を取らずに治療できる方法もあります。神経については、時間やお金をかけても取らないようにするのが一番！

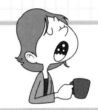

歯は治療よりも予防の時代

 先生のお話を聞いていたら、歯や口の中がいかに大切かということがだんだんわかってきました。でも、自分の歯を守るのってなかなか難しそうですね。

 そうですね。わたしはもともと医者と歯科医の家系に生まれて、大学では口腔外科に進み、医科と歯科の橋渡しをするような勉強をしてきました。卒業後は大学病院で、口腔がんの患者さんの治療にたずさわりもしました。それで、歯だけでなく全身の健康を強く意識するようになったんです。
当時は30代で若かったこともあり「いい治療を提供していけばむし歯が治って患者さんがどんどん減るはずだ」と思っていたんですよ。でも、残念ながら患者さんは減らない。1回治して

も、また同じ患者さんがむし歯になってやってくる。これはどうしてなんだろうと。

どうしてなんですか？

痛みを失くすとか、むし歯の部分を削って詰めるという対症療法では、根本治療にはならないんです。丁寧に一生懸命治療しても治らない。むし歯が治った患者さんが、今度は歯周病になってやってくる。無力感におそわれましたし、さすがに「これはおかしいな」と思うわけです。

しかも、歯だけでなく、全身の健康も損なう……。

実は、日本では歯が20本以上残っている人といない人では、年間にかかる医療費に10万円以上の差が出るというデータもあります。アメリカでも、1年間で3回以上歯科に来院があった人、ようするに**歯科で定期健診などを行っている人とそうでない人では、医療費が倍ぐらい違うというデータもある。**

ということは、歯の治療は投資だと思ってしっかりお金をかければ、結局、医療費が浮くということですかね？

違います！　歯にお金をかけるんじゃなくて、歯を大事にしましょうという話をしているんです。お金をかければ歯がよくなるという考え方も間違い。そもそも、日頃のケアをきちっとしていれば、お金をかける必要はなくなります。そこにお金はかかりませんよね。

そうですね。失礼しました……。

やはりきちっと予防をしていかないと意味がないということ。これまで60年持たせればよかった歯は、寿命が延びたことによって、そこから20年、30年、40年と使い続けなければならなくなっています。だから、歯に対する価値観を昔と変えなければいけない。治療をするなら最善の治療を選び、予防を怠らないようにしましょう。そうやって歯を大切にすれば、天然の歯だったら100年でも持つ可能性がありますよ。

えっ！ 100歳になっても自分の歯が残せるんですか？

正しいケアや予防法を実践すれば、その可能性は大いにあります。

先生、ぜひその正しい予防法をわたしに教えてください！

インプラント、ブリッジ、入れ歯の 違いって？

**ここでは、それぞれの特徴やメリット、デメリットなどを
紹介します。歯を失ったとき、どのような治療を
受けたらいいかの参考にしましょう。**

　人口の歯を入れる治療には、インプラント、ブリッジ、入れ歯などの
選択肢があります。歯を失ったときは放置せずに治療しましょう。人工
の歯を入れてしっかり噛める状態を維持することが、残っている自分の
歯を長持ちさせることにもつながります。

●インプラント	
特徴	歯が抜けたあとのあごの骨に、チタンなどの金属製の人工歯根を埋め込み、その上に人工歯を取り付ける。あごの骨の量が少ない人は、あごの骨の再生治療を併用して治療することも。ただし、糖尿病や高血圧の持病がある人、骨粗しょう症の治療を受けている場合は、治療ができない場合がある。
メリット	・骨と結合しているので、自分の歯と近い感覚でしっかり噛めて、違和感が少ない。 ・残っている健康な歯を削らずに治療できる。 ・見た目も美しく、入れ歯のように取り外して手入れする必要がない。
デメリット	・診断も含めてすべて保険適用外である（例外もある）。 ・治療期間が長く全身の状態がよくないと受けられない。 ・インプラントでも歯周病になるので、歯科医院の定期的なメンテナンスが一生必要。

●ブリッジ

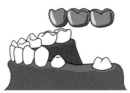

特徴	失った歯が1～2本のときに行う治療法。失った歯の両隣を削って土台にし、連結した人工の歯をかぶせ、削った両隣の歯とブリッジは歯科用セメントで接着する。
メリット	・取り外しの必要がない。 ・比較的短期間で治療が終わる。 ・健康保険を使った治療も可能。
デメリット	・両隣の歯をたくさん削ることになり、両隣の歯に1.5倍の負担がかかる。 ・健康な歯を削らなければならないこともある。 ・ブリッジをかぶせた部分に汚れが溜まりやすいため、歯間ブラシやブリッジ用のフロスでこまめなケアが必要。

●入れ歯

部分入れ歯　　　　　総入れ歯

特徴	歯をすべて失くした人が使う「総入れ歯」と、左右の残った歯にバネをひっかけて歯ぐきの上に義歯を乗せる「部分入れ歯」がある。
メリット	・自分に合った入れ歯を入れると、噛めるようになり、滑舌もよくなる。 ・保険適用から自費診療まで素材のバリエーションが豊富で選択肢が多い。
デメリット	・汚れが付きやすいため、食事のたびに外して清掃が必要。 ・寝る前には外して保管しなければならない。 ・土台がプラスティックの場合は熱が伝わりにくいため、食べ物の温度がわからないこともある。 ・食べられるものに制限がある。

2

おうちでできる歯のメンテナンス習慣

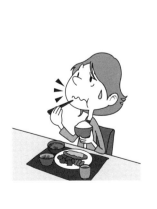

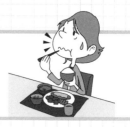

歯に食べ物が挟まるのは
歯ぐきの老化ですか？

 先生、年を取ると毎日ケアをしていても、肌や筋肉、骨などが老化で衰えますよね。ということは、歯や歯ぐきも年齢とともに自然に衰えてしまうんでしょうか？

 うーん。年齢とともにあごの骨や歯ぐきの細胞のボリュームが減っていくというのはありますね。ただし、そんなに速いスピードで衰えるものではありません。

 そうですか。わたしは、40代ぐらいから年々食べ物のカスが歯と歯の間に挟まりやすくなって。老化じゃないかと思ったんですが。

 だんだん食べ物が挟まりやすくなったとか、歯と歯の間にすき間ができたというのは、老化ではなくて歯周病の結果だと思っていただいていいでしょう。

 歯周病の結果！？　じゃあ、わたし、歯周病だったんですね？

 人間にはターンオーバーといって、古い細胞が新しい細胞へと生まれ変わるサイクルがある。骨は6か月、皮膚なら1か月ぐらいで細胞が入れ替わっています。

口の中のターンオーバーは、すごく早い。歯ぐきで1週間ぐら

い、歯根膜という歯の根っこの周りのクッションのような繊維だと数日で細胞が入れ替わるといわれています。つまり、歯ぐきが元気な状態だと新しい細胞がどんどん再生されているんです。だから、口の中というのはむしろ老化しにくい。

ということは、年のせいではなく、口内環境が悪かったせいということ？

そう。うちに長く通われている患者さんで高齢の方たちもいらっしゃるけれど、歯周ポケットの深さを測るとみんな浅いですよ。長年定期的にメンテナンスに通ってチェックを受けているから歯ぐきが健康でしっかりしているんです。80代半ばとか70代なのに50代の人たちよりも歯ぐきの状態がいい人がいっぱいいます。

50代として面目ない。すでに歯と歯の間がスカスカになってしまった場合は、きちんとケアすればもとに戻りますか？

戻らない。

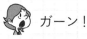

ガーン！

歯と歯の間の大きなすき間は、骨の再生療法を用いて埋めようと思えば埋めることも可能ですが、大がかりな手術になるので、あまり現実的ではありません。

じゃあどうしたら……。

すき間が大きくなるのは、歯周病の炎症がおさまって、歯ぐきが引き締まった状態。炎症によって骨が減ってしまっているから、それに伴って歯ぐきの位置も下がっているんです。だから、**歯周病がなおっても歯と歯の間をしっかり掃除する。これを一生続けることが大事なんです。**

なるほど。すき間ができてしまった人は、日常のケアも歯磨きだけではなさそうですね。

そうですね。日常的により丁寧なケアを続けることで、歯ぐきが下がってもずっと状態が安定している方もいます。

先生、それです！　その丁寧なケアというのをしっかりマスターしたいです。基本からきっちり教えてください。

歯科医が毎日やっている
セルフケア方法を教えて！

日常ケアの基本といえば、歯磨きですよね？　わたしがいつも迷ってしまうのは、歯ブラシ選びなんです。ドラッグストアに行くと、種類が多すぎてどれがいいのかわかりません。

基本的には歯ブラシはやわらかいものを選んでください。硬い歯ブラシでゴシゴシ磨いてはダメ。**365日、一日何十回も歯をゴシゴシこすっていたら、歯のエナメル質が削れてしまいます**

よ。初期のバイオフィルムや食べた直後に歯についた細菌はやわらかい毛先で十分落とせます。

 やわらかい毛というと、豚毛とか？

 豚毛は弾力がないのでおすすめしません。一般的なナイロン製のものなどでいいですよ。歯ブラシを歯に添わせると弾力で動いてくれるので、力を入れずにやさしく丁寧に磨けます。**歯ブラシは弾力が重要。**よく「毛先が開いたら変えどき」と言いますが、毛先が開いていなくても弾力がなくなったら新しい歯ブラシに変えてほしいですね。

 すみずみまで磨くには、歯ブラシは小さめがいいんですよね？

 迷信みたいなものですね。歯ブラシは一度に2〜3本の歯が磨けるくらいの適度な大きさが必要です。特に歯周病経験者は歯ぐきが下がっているので、歯が長くなっている。小さい歯ブラシでいくつにも分けて磨くのは非効率的です。

 なるほど！

 それから、その人が使いやすくてよく磨けているのであれば、その歯ブラシを変える必要はありません。よくいろいろな歯ブラシを試したがる方がいますが、歯ブラシを変えると磨き方が変わったり、汚れが落ちる効率も変わったりします。できれば浮気しないで、**同じ歯ブラシを長く使いましょう。使い方を熟知していつでも同じように汚れを落とすということが大事です。**

先生、電動歯ブラシはどうですか？

 電動歯ブラシには物理的に回転するタイプと、超音波振動で汚れを落とすタイプの2種類がありますね。超音波振動タイプのものは、実際に毛先が届いていないところにもだ液や空気が流れてきて、細菌をきれいにする働きをしてくれます。

 電動だと楽に磨けそうですが……。

 電動だからといって、短時間できれいに磨けるとは思わないほうがいい。普通の歯ブラシのように横に動かせないので、1本1本、ゆっくり丁寧に磨いていかないと効果が出にくいんです。電動も使い方次第なんですよ。高齢者や体が不自由な方で、手が動かしにくいという方が使うにはすごくいいと思います。不器用で歯ブラシのシャカシャカ動きが苦手という人も、電動で時間をかけて磨いたほうがきれいになるかもしれませんね。

 ケースバイケースですね。先生、歯磨き粉はどんなものを選んだらいいですか？

 歯磨き用のペーストは、あくまで補助的なもの。基本的には使わなくていいんです。

 え？　歯磨き粉はフッ素入りのものを選んだほうがいいというのを本で読んだことがありますが……。

 フッ素入り歯磨き粉がむし歯予防になる、という考え方もたし

かにあります。それは、フッ素に歯の再石灰化を促す効果があるからです。しかし、再石灰化の効果は長時間続くものではないという考え方もあり、フッ素の効果には賛否両論がある。実は、フッ素というのは、神経毒で大量に摂取すると脳や神経細胞に害を及ぼす危険性がある。だから、子ども用歯磨き粉については、フッ素の量に制限があるんですよ。

なんと！　なるべく多めに入っているのを選んでいました。

ペーストにはいろいろな成分が入っているものがたくさんあって、効果もゼロではないと思います。しかし、歯磨きの基本は、物理的に汚れを落とすこと。正しい磨き方をすれば、何もつけなくても、しっかり汚れは落とせます。**むしろ、抗菌作用を期待するならだ液をしっかり出したほうがいい。**だ液の中には「天然の抗菌薬」ともいわれるⅠgA(Immunoglobulin A＝免疫グロブリンA)という抗体が含まれています。それを使って磨いたほうがいい。歯磨き用ペーストは、あくまで「口をすっきりさせる」という爽快感をもたらすためのものと思ってください。

目からウロコです。先生、さっそく正しいブラッシング方法を教えてください。

まず、歯ブラシは握らずに、鉛筆のように持ちます。そして、歯ブラシを歯と歯ぐきの境目に斜め45度に当ててゆっくり横に動かすと、毛先が勝手に歯のすき間に入ってくれます。**毛の弾力でやさしく動かすとシャカシャカという音がします。それがきれいに磨けているサインです。**

力はいらないんですね。なんか、テレビ見ながら永遠にやっていられそう。

 ながら磨きはダメですよ。磨き残しができたり、同じところばかり磨いて歯が削れてしまったりする恐れがある。自分でどこから磨くかという順番を決めてルーティンにするといい。たとえば「必ず外側を磨いて、歯の上面を磨いて、内側を全部磨く」といった順番を決めてそれで1クール。それを3〜4回繰り返す。上の歯と下の歯は必ず分けて磨いてくださいね。

 スタート位置を、磨き忘れがちなところから始めるとか？

 そうですね。「上の歯の一番奥の背中側から始める」など、磨きにくい位置から始めるといいかもしれません。歯磨きは何分やればいいといった時間の問題ではありません。全体をまんべんなく磨くことが大切です。

 先生、歯磨きは、毎食後すぐにしたほうがいいですか？

 そうですね。バイオフィルムは時間が経てば経つほど取れにくくなります。仕事をしている人は、携帯用の歯ブラシなどを職場に持参して昼食後も磨いてほしいですね。歯ブラシを保管するときは流水で流して、キャップをしておくと衛生的です。また、コロナ禍ではできるだけ個人個人で歯磨きすること。洗面所では歯ブラシをすすぐときなどに、飛沫が飛びやすいので注意してください。

【正しい歯の磨き方】

歯ブラシの当て方

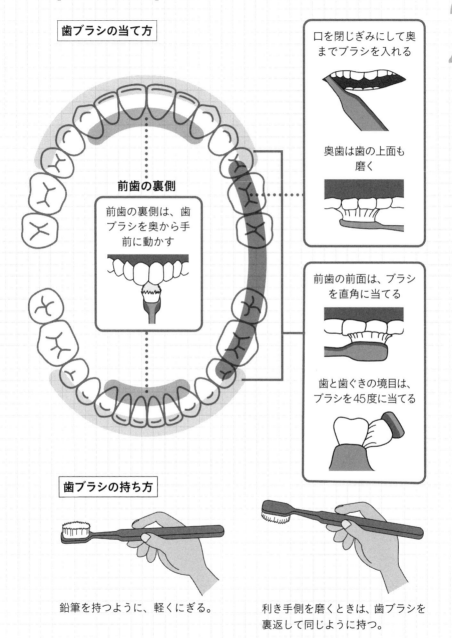

口を閉じぎみにして奥までブラシを入れる

奥歯は歯の上面も磨く

前歯の裏側

前歯の裏側は、歯ブラシを奥から手前に動かす

前歯の前面は、ブラシを直角に当てる

歯と歯ぐきの境目は、ブラシを45度に当てる

歯ブラシの持ち方

鉛筆を持つように、軽くにぎる。

利き手側を磨くときは、歯ブラシを裏返して同じように持つ。

※歯ブラシは、1か月たったら交換しましょう。

家庭での歯ブラシ保管はどうしたらいいですか？

 家族がいる方は、歯ブラシを、それぞれ離して保管してください。仕切りのない歯ブラシ立てなどに一緒に入れてしまうと、ヘッドがくっついたりして家族感染のリスクがありますよ。

フロス・歯間ブラシは 食べカスを取るものではない

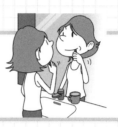

 歯ブラシ以外に、毎日行ったほうがよいケアはありますか？

 デンタルフロスや歯間ブラシによるお手入れですね。年齢にもよりますが、10代20代の方であればフロス、40代以上の方々は歯間ブラシでのケアが必須です。

 食べカスが挟まったら都度ようじで取る、ではダメですか？

 フロスや歯間ブラシは、歯に挟まった食べカスを取るものではありませんよ。わたしの考えでは、フロスは、歯ブラシが入らない歯と歯の間に溜まったバイオフィルムを落とすことがメイン。歯の硬組織（こうそしき）を守るケアで、主にむし歯予防が目的です。一方、**歯間ブラシは、歯の根元などのすき間が広い部分に溜まる汚れのかたまりを取る。つまり、歯ぐきなどの軟組織（なんそしき）を守るケアで、歯周病予防が目的です。**

そうなんですね！ フロスと歯間ブラシにそんな使い分けがあったとは……！

 もちろんフロスも歯周病に効果がありますが、歯と歯の間はとても繊細なので、優しく丁寧に行わないとかえって歯肉を痛めてしまいます。特に歯周病で歯肉がむくんでいる部分は歯肉が弱っているので、注意が必要です。わたしは歯周病の患者さんには歯間ブラシをおすすめしています。

 毎食後に両方やったほうがいいですか？

 たぶん、それは大変です。なので、歯周病の問題がある人は、1日1回夕食後の歯磨きと合わせて、歯間ブラシをしっかりやってください。また、**歯周病経験者は歯ブラシよりも歯間ブラシが必須です。**

 歯磨きよりも歯間ブラシが大事なんですか？

 重要なのは歯と歯の間なんです。歯周病というのは、歯の外側とか内側から進行するのではなく、歯と歯の間から主に進行する。むし歯もそう。よほど磨き残しがひどくて環境が悪くない限り、歯の平らな面からはむし歯にならない。むし歯になりやすいのも歯と歯の間からなんです。

 歯間ブラシって、いろいろな種類がありますよね？ どういうものを使えばいいですか？

歯間ブラシを使うときは、必ず歯科医院で相談してサイズを決めてください。一番のポイントは正しいサイズを使うことです。

歯間ブラシにはサイズがあるんですね？

そう。歯周病がある人は歯間ブラシでケアしていると、だんだん歯ぐきのむくみが取れて引き締まってきます。そうすると、小さいサイズではスカスカになる。だから、適切な大きさを指導してもらって、治療とともにサイズをあげていかないと、汚れが落ちなくなるんです。また、**全部の歯を同じサイズの歯間ブラシで掃除しないでくださいね。歯のすき間も場所によって広さが違います。**

なるほど。場所によってサイズを変える必要があるんですね。

素材にも気をつけてください。安いものだと、軸となる針金にナイロンの毛がついています。サイズが合わないものを使っていると、針金の部分で歯や歯ぐきを傷つけてしまうんです。わたしは患者さんに軸の部分の針金がコーティングされ金属が露出していないものをおすすめしています。

針金が歯ぐきを傷つける……想像しただけで鳥肌が……。

歯間ブラシは、横に引くと引っかかって抜けなくなる。抜くときに後ろに引かないとダメ。後ろに引っ張るぐらいの感じでやると、すーっと抜けます。
歯間ブラシと歯ブラシ、どちらを先に行ったほうがいいかの質

問をよく受けますが、ちょうど先日とある研究で、歯磨きの前に歯間ブラシを行うと清掃効果が高いという研究結果がありました。ケアの順番の参考にするといいかもしれませんね。

 歯間ブラシの交換のタイミングは？

 安いものなら使い捨てだと思ってください。

 使い捨て？　なんか、もったいないような……。

 もったいないからといって長く使うと、歯の象牙質を削ってしまう原因になります。丁寧に使って1週間ぐらい持つ場合もありますが、それでも2〜3日で交換してほしいですね。

 わかりました。先生、歯間ブラシが入らないところはどうしたらいいですか？

 歯周病がない人や、歯と歯の間が狭くて歯間ブラシが入らないところは、フロスを使いましょう。ただし、フロスは使い方を誤ると歯ぐきを傷つける恐れがあります。**アメリカはフロス社会でどんな人も日常的にフロスを使っていますが、アジア人は歯肉が弱いので注意が必要です。**フロスで歯ぐきまでこすらないようにしましょう。

 たまに歯に糸が引っかかって抜けないときがあるんですが……。

 フロスは歯と歯の間にストンと入れたら、横から抜いてくださ

い。歯の形状はアーチになっていて人によってカーブも違います。フロスをまっすぐ引きあげることはほぼできません。むりやり引っ張ると、詰め物がズレてしまったり、詰め物の境目をこすって劣化させたりしちゃう。だから、柄付きのフロスより糸状のフロスがいいですね。全部天然の歯の人は別ですが。

【歯間ブラシの使い方】

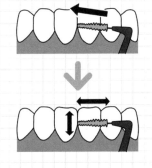

歯肉を傷つけないよう、ゆっくり歯の間に入れる。

前後と上下に数回動かし、プラークを取り除く。

※歯肉に炎症がある場合は出血することもある。

ポイント　・今の自分に合ったサイズを知りましょう。
　　　　　　・軸がコーティングされているものを選びましょう。
　　　　　　・2〜3日で交換が望ましいです。

【フロスの使い方】

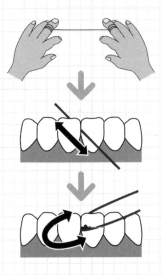

30〜40cmぐらいの長さにし、片方の中指に2〜3回軽く巻いたら、もう片方の指にも軽く巻く。

前後にゆっくり動かしながら歯の間に入れる。

磨く側の歯にひっかけるようにして、上下にも数回動かす。

※1か所磨いたら、巻いている位置をずらし、きれいな部分を使いましょう。

舌磨きはコロナ禍の
必須ケア

 そうそう。フロスや歯間ブラシのほかに、コロナ禍の今だからこそ加えてほしいケアがあります。それは「舌磨き」です。

 あ、舌の汚れを落とすケアですね。最近、流行っているみたいですけど、コロナに関係あるんですか？

 舌には「舌苔（ぜったい）」と呼ばれるコケのようなものがついていることがあります。これは食べカスだけではなく、細菌やウイルスが舌の表面に付着したものです。**舌苔は細菌を増殖させ、口臭や歯周病の要因になります。**加えて、最新の研究では、**新型コロナウイルスを活性化させ、細胞に侵入させやすくする物質が舌苔の中に存在していることがわかってきました。**だからこそ、舌磨きで舌苔を減らす必要がある。

 舌磨きには、舌専用のブラシを使ったほうがいいですか？

 基本的には、歯ブラシでも舌ブラシでも大丈夫。ドラッグストアなどでいろいろな素材や形状のものが売っていますが、使いやすいものを使ってください。

 舌の表面をブラシでこすればいいですか？

舌を顕微鏡で見ると、乳頭と呼ばれる突起に覆われています。その細かいすき間に細菌やウイルスは入り込んでいます。だから、ブラシで細菌をそぎ取るようなイメージですね。ただし、舌の粘膜は大変デリケートなので、力を入れてゴシゴシこすらないでください。**鏡を見ながら、舌苔がついているところを、奥から手前に向かってやさしくなでるようにブラシを動かしてください。** 舌がヒリヒリしたらやりすぎです。

 舌磨きも毎食後にやったほうがいいですか?

 1日1回でいいと思います。おすすめのタイミングは寝る前ですね。口の中の細菌は、寝ている間に増殖します。寝る前に細菌数を減らしておいたほうが増殖を抑えられます。そして、朝起きたら、まずうがいか歯磨きを1回行う。そして、朝食後にもう一度歯磨きをするというのが理想的です。

【舌磨きのやり方】

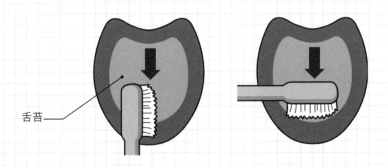

舌苔

※歯ブラシは縦に持っても、横に持ってもどちらでもOK。鏡を見ながら、奥から手前にやさしくこすりましょう。

糖質制限が歯と体の
健康寿命を延ばす

 先生、歯ブラシ＆歯間ブラシ＋舌磨きを毎日していれば、お口の健康はバッチリですね！

 いやいや。むし歯や歯周病になりやすい人というのは、口の中だけケアしても根本的な改善にはなりません。食生活や生活習慣といったライフスタイル全般の見直しも必要です。

 そうでした。

 むし歯や歯周病の根本的な原因は、現代の食生活によるものが大きいんです。実は、縄文時代より前は、あまり人骨からはむし歯や歯周病の痕跡のようなものは発見されていません。**人類がむし歯に悩まされるようになったのは、火を使ったり、加工食品を食べたり、糖質を多く食べるようになってから。**特に現代は、やわらかい食べ物も増えて、咀嚼の回数も減っています。その影響でだ液の分泌が少ないのも、むし歯の要因になっているんです。

 口内環境をよくするには、糖質やだ液のコントロールが必要ということですね？

 そうですね。糖というとみなさん甘いものを思い浮かべます。

しかし、ポテトチップスのようなスナック菓子、麺、パン、ごはん、野菜にだって糖質が入っています。現代人は無意識に糖質が多い生活をしている。これをまったく摂らないようにする必要はないけれど、**歯のためには糖質を減らす必要がありますね。まずはお菓子やスナック菓子などの、加工食品を食べる頻度を減らしましょう。**

 一時、糖質制限ダイエットがブームになりましたけど、その考え方は口内環境にも当てはまりますか？

 もちろん。糖質制限を徹底的にしている人の口内環境はよい場合が多い。そもそも糖質制限ダイエットの原理を知っていますか？　人間の身体は、糖質、脂質の両方からエネルギーを摂ることができます。ところが、現代人の食生活は、糖質からのエネルギーを主としてしまっている。だから、糖質制限をすると脂肪が自然と燃焼しやすくなる。それで激しい運動をしなくても脂肪を減らせるというわけですね。

 ダイエットと同時に、口内環境もよくなるなら一石二鳥ですね。

 糖質というのは、むし歯菌のエサですから、控えるのが基本。飲み物なども、糖が含まれたものが多いので気をつけてください。特に、健康によいと思って飲んでいる乳酸菌飲料なども、砂糖やブドウ糖が多く含まれているものがけっこうあります。買う前に表示ラベルを確認しましょう。

 乳酸菌飲料は免疫力アップのために飲んでいますけど……。

純粋な乳酸菌飲料であればいいですよ。プロバイオティクスって聞いたことあります？

 むむむ。なんか聞いたことあるけど、わかりません。

 プロバイオティクスというのは、腸内細菌のバランスを整える乳酸菌などの総称。そのうち、スウェーデンで開発されたロイテリ菌という乳酸菌は、口内環境をよくする効果があると認められています。スウェーデンではロイテリ菌のタブレットが開発されていて、それを噛むことで歯周病が抑制できるとされています。

 日本にもプロバイオティクスの飲料があるような……。

 プロバイオティクスとうたっていても、糖が入っていたらダメ。口内環境を悪化させることにつながります。
そもそも、ミュータンス菌やラクトバチルス菌といったむし歯菌は、乳酸菌の仲間で、酸を作り出す細菌です。ただし、単独で酸を作って歯を溶かすかというとそうではない。糖をエサとして酸を作る。だから、**甘い乳酸菌飲料というのは、乳酸菌と糖がセットで入っているので、決して歯にいいとは言えません。**

 なるほど。体にいいと思って飲んでいるものも、よくチェックしないといけませんね。

 スポーツドリンク、健康ドリンク、エナジー飲料なども同じ。一見、体によさそうでも甘いものが一緒に入っていたら、歯だけ

じゃなく糖が体全体を劣化させてしまいます。

むし歯菌が作る酸が歯を溶かすということは、すっぱいものも歯によくないですか？　お酢のドリンクや100％のフルーツジュースなどは健康志向の人に人気がありますが……。

そうですね。トゥースウエアまたは酸蝕症といって、最近は食べ物の酸で歯の表面のエナメル質からカルシウムが失われることが多い。炭酸飲料などが代表的だけれど、健康のために飲んでいる人が多い黒酢ドリンクなども注意が必要です。**酸性のものは糖が入っていなくても歯が溶ける可能性があります。**だから、どうしてもそういうドリンクを飲みたいという人にはストローで飲むことをおすすめしています。

歯に直接酸が当たらなければいいんですね？

そう。ダイレクトに飲むと口の中全体にいきわたってしまいますからね。それが知覚過敏やエナメル質が減る原因にもなる。月に1回ぐらいなら問題はないけれど、毎日飲むのはリスクが高くなります。お酢系のもの、柑橘系フルーツ、その他果物全般などもそうですよ。これらはビタミン、ミネラル、抗酸化物質など体にいいものもたくさん入っています。だから健康志向の人は多く摂りがちです。しかし酸性も強いので摂りすぎには十分注意してください。

間食は百害あって一利なし

 むし歯菌のエサになる糖質を減らす代わりに、たんぱく質を中心に食べるというのはどうでしょう?

 もちろんいいと思います。しかし、口内環境のために、「お米も野菜も食べずにがんばりましょう」という厳密な糖質制限を行うのは現実的ではありません。3食のご飯はしっかり食べて、歯磨きなどのケアをしっかりやる。そして余計なお菓子や化学物質が入った食べ物などをやめるほうがいい。

 主食はしっかり食べて、間食を減らすということですね?

 そう。間食を減らすほうがお金もかからないし健康にもいい。高機能電動歯ブラシを買うよりも、そっちのほうがずっとむし歯予防になる。41ページの図を見てもらえばわかるように、**糖が口の中にある時間が多いと、再石灰化のサイクルが崩れてしまう。** たとえば、チョコレートが10個あったら、30分おきにちょこちょこ食べるというのが、一番よくない。もちろん10個いっぺんに食べろと言っているわけではありませんよ。お菓子をだらだら食べる習慣がある人は、それを改善するだけで、むし歯予防になるということです。

 でも、小腹がすいたとき我慢するのもストレスになります……。

どうしても気分転換におやつが必要という人には、ナッツ類をおすすめしています。ナッツはビタミンやミネラルも豊富で、むし歯にもなりません。

 よくCMなどでも見かけるキシリトールガムはどうですか？

 キシリトールは、もともと白樺などの木からとれる天然の甘味料です。甘い味がしますが、キシリトールを食べてもむし歯にならないというのは事実。また、だ液の分泌を促す効果があるため、歯の再石灰化に役立つとされています。もしガムを食べるなら、キシリトールの含有量が多いものを選んでください。

 少ないと効果が出ないのですか？

 うーん。キシリトールの含有量が少ないものは、砂糖やブドウ糖、その他の人工甘味料なども多く入っています。うちの患者さんにも「キシリトールをいつも食べているけど、むし歯になってしまう」という人がいました。話を聞くと、仕事のストレスで一日中ガムを噛んでいるらしい。それでどんなガムを噛んでいるか持ってきてもらったら、案の定、キシリトール以外のものもいっぱい入っていたんです。

 どのくらい含まれているものを選べばいいですか？

 含有率が50％以上というのが目安です。本当に安全なのは歯科医院などで買えるキシリトール100％のもの。キシリトールは1日5g以上でむし歯予防になるといわれています。キシリ

トールガム100％のガムなら4個程度の量ですね。

 たしかに、キシリトール100％なら安心ですね。

 寝る前の間食はむし歯ができやすいので厳禁ですが、**キシリトール100％のガムについては、夜寝る前に噛むとむし歯予防効果があるといわれています。**

咀嚼で、だ液力をアップする

 むし歯になりにくくて体にいい食材ってありますか？

 難しい質問ですね。そんな食材を開発したらノーベル賞ものですよ（笑）。食べ物というものは、「これだけを食べればいい」というものはない。たとえば、「歯を丈夫にするためにカルシウムを摂ろう」と言って、カルシウムだけたくさん摂っても意味がありません。カルシウムはリンとのバランスによって吸収される。つまり、身体の中に栄養を取り込もうと思ったら、ひとつのものを食べるんじゃなく、なんでもバランスよく食べることが大事。

 余計な糖質を減らして、バランスよく食べるのが基本ですね。

 そうです。あとは、食べ物を口に入れたらよく噛むこと。

たしかに、よく噛んで食べろとは言われますよね。

 縄文時代と現代人だと、咀嚼の回数は10分の1以下に減っているんです。噛まないで済むような、やわらかい食べ物や加工食品が増えているからですね。ヨーロッパの実験では、ハーブや未精製の穀類を中心とした石器時代の食生活を4週間続けたら、歯磨きや歯間ブラシを使わなくても歯周病が改善したという報告があります。繊維質の多い食べ物は、歯の汚れをからめとってくれるんですよ。だから、**よく噛むことは口の中をきれいにして健康を保つことにつながっているんです。**

 あまり噛まないで飲み込むと、消化にもよくないですよね？

 だ液の中には消化酵素も入っているから、よく噛めば消化吸収もよくなって、胃腸への負担を軽くすることができるんです。

 ひと口30回以上噛んだほうがいいと聞いたことがありますが……。

 それくらい噛んだほうがいい。ただし、ひとつ注意してほしいことがあります。人間の自律神経には交感神経と副交感神経がありますね。リラックスするときは、副交感神経が働く。ペットの犬が甘噛みするときなんかは、副交感神経が働いてリラックスした状態。本来は、人間も食事のときは、リラックスして噛まないといけない。ところが、「30回よく噛みましょう」といわれると、みなさん、一生懸命噛みすぎて、攻撃的な交感神経が優位になり、かえって緊張してしまうんです。

あー、わかります。回数を数えてしまって、食事の味もろくに覚えていないとか。

わたしはよく「食べ物は優しく感謝して食べましょう」と言います。みなさん噛もうとすると力が入って、余計な筋肉を使ったり、あごに負担をかけたりする。交感神経が優位になると緊張してだ液の分泌も悪くなります。**噛むときのコツは、力を入れずに口の中に広い空間を作ること。そうすると自分で物を噛みにいかなくても、閉口反射で自然に歯が閉じる。**そのリズムと自然な力で咀嚼は十分できます。

なるほど。それで固いものも噛めますか?

噛めますよ。それから、急いで噛もうとしないことが大事。ゆったりリラックスした気分で食べましょう。そういう食事の仕方が、消化吸収や栄養効率をよくして、歯の摩耗も防ぐようになっているんですよ。

老け顔の原因は
舌の周りの筋肉にあった!

わたしは、食べ物を急いで食べがちなので、たまにむせてうまく飲み込めないときがあります。

むせやすいのは、早食いだけが原因ではないですよ。だ液の量

が少ない場合や、飲み込む力、すなわち嚥下機能の衰えとも考えられます。人間は、歯や歯ぐきは老化しにくいと言いましたが、あごを動かす筋肉や、表情を作る表情筋などの筋力は、年齢とともに衰えますからね。

つまり、これこそ老化現象ですか！？

舌や口の周りの筋肉は、年齢があがるほど使わなくなる傾向がある。それは、**高齢になるほどよく噛まない、笑わない、会話をしなくなるといった生活習慣が影響しています。** それでだんだん、顔や口の中の筋肉が衰えてしまう。現在のコロナ禍ではなおさらです。

だから、顔のたるみやほうれい線が深くなって、老け顔になってしまうんですね……。

見た目の老化もありますが、脳の血流低下にもつながりますし、舌や口の周りの筋肉が衰えると口内環境が悪化する原因になります。まず、舌の筋肉が衰えると、「低位舌」といって舌の位置が下がって口呼吸になりやすい。さらに、下がった舌がだ液腺をふさいでしまうので、だ液の分泌がうまくできなくなってしまう。それで、口の中が乾燥しやすくなります。

マスクの話にも出てきましたが、口呼吸だと口内の悪玉菌が増えやすくなるんですよね？

そう。**口呼吸は口の中が乾燥して細菌が増殖しやすい。** 鼻で

呼吸すれば、鼻腔内に異物や病原菌を防御するシステムがあるので、さまざまな疾病から身を守ることができる。

もしかしてわたしは「低位舌」なのかも。口も乾きやすいし。

口を閉じているときに、舌先がどこにあるかチェックしてみてください。舌先が上または下の前歯の裏側についている場合は「低舌位」。正常な場合は、舌の先が前歯に当たらず、舌の中央が上あごにつきます。

やっぱり舌先が前歯の裏側についています。先生、舌位置って、いびきとも関係ありますか？ たまに家族に「いびきがうるさい」って言われるんです。

舌根沈下(舌の根元がのどのほうに落ちてしまう状態)になると、いびきが起きやすいですね。いびきをかくときって、だいたい口が開いているでしょ？ だから口内環境にもよくない。舌の位置が整うと、睡眠時無呼吸症候群もある程度改善するケースがあることもわかっています。

どうすれば舌の位置を整えられますか？

舌の動きにかかわる舌骨という骨があります。細い筋肉を介して、側頭骨という頭の骨や胸骨、肩甲骨などいろいろな骨につながっています。**この舌と舌骨の動きをよくするトレーニングをすると、嚥下力や舌の動きがよくなるし、首のラインもきれいになる。胸部も広がって呼吸も楽になりますよ。**

朝一番の『waiwai スマイル体操』

人との会話の機会が極端に減ってしまった「新しい生活様式」、
生命にとって最も大切な呼吸と咀嚼を支えているお口周りの筋肉の
機能低下が進行しています。舌も含めたこれらの筋肉の衰えは、
睡眠時の噛みしめやお口の乾燥、口呼吸の原因になるだけでなく
老け顔の原因にもなります。毎朝5分のwaiwaiスマイル体操で
しっかり動かし、心と身体の健康力をアップしましょう。

朝起きてすぐに実行するのが効果的です。
1〜5が基本のステップです。詳しくは右ページに。

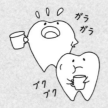

ガラガラうがいと、ブクブク
うがいを行います。

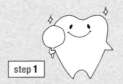

step 1

はじめとおわりは鏡の前で5
秒スマイルをキープ。

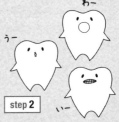

step 2

「うー」「わー」「いー」とゆっく
り大きく2回、口を動かす。

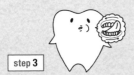

step 3

舌を歯と唇の間に入れて、し
わを伸ばすようにゆっくり同
じ方向に2回、回す。

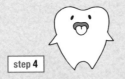

step 4

舌を床と平行になるように、
ゆっくりと前に2回突き出
す。

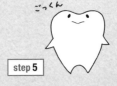

step 5

上あごに舌を強く押し当て
て、つばをゴックンと飲み込
む。

期待できる効果

自然な笑顔、小顔効果、老け顔防止、免疫力アップ、口呼吸改善、嚥下機能改
善、誤嚥性肺炎予防、呼吸力向上、噛みしめ予防、だ液分泌力向上、咀嚼機能
向上、お顔・首周りのシェイプアップ、認知症予防、脳血流の改善

●『waiwai スマイル体操』のやり方

いつまでも若々しく健康でいるためには、ウォーキングなどで
筋肉を維持するのと同じようにお顔周りの筋肉機能の維持が不可欠です。
この運動を毎日続けていると、表情筋だけでなく首の前の部分の筋肉の動きも
よくなり、すっきりと引き締まったきれいな首元にもなれます。

〈始める前に〉

はじめに必ずガラガラうがいとブクブクうがいを。寝ている間に増えた細菌を洗い流
し、乾燥した粘膜を湿らせてから始めてください。

| step 1 | 『5秒スマイル』

鏡の前の自分に向かって思い切り5秒スマイルキープ。『上の歯と下の歯は軽く離した
まま』しっかりと口角を上げます。自分の笑顔を見ると、脳のミラーリング効果でスマ
イルの形が脳にインプットされるだけでなく、実際に脳が心地よい気持ちになろうとし
ます。また、これだけで免疫細胞が活性化されることも知られています。

| step 2 | 『唇 wai wai』

(う)わーい、(う)わーい、と言いながらできるだけ大きくお口を開きます。口をすぼめ
た(う)の形からスタート。歯とほっぺたの内側のすき間ができるだけ大きくなるように
意識しましょう。慣れてきたら唇の形が左右対象になるように力を調節してください。

| step 3 | 『舌グルグル』

舌を歯と唇の間に入れ、お顔のシワを伸ばすようにしっかり押しつけ大きくグルグル回
します。唇は常に閉じて口が開かないように行ってください。舌と唇の筋肉で押し合い
をする感じで行います。はじめは右回り2回、2周目は左回りで2回行います。

| step 4 | 『舌出し』

舌を床と平行になるようにまっすぐ前にゆっくりと突き出す動作を2回行います。慣れ
ないと舌の先が湾曲してあごの下方に向かいやすいので注意しましょう。

| step 5 | 『押しつけゴックン』

ゴックンと飲み込む動作を、舌の腹の部分を上あごに強くピッタリ押しつけて行います。
しっかりと首を伸ばして行うと効果的です。

最後にもう一度、5秒間、スマイルをつくりましょう

基本動作は、**スマイル　ワイワイ　グルグル　ベーベー　ゴックン　スマイル**。
step1からstep5の動作を姿勢を正してまっすぐ立ち、10周行いましょう。トレーニ
ングの最後は必ず自分のスマイルを見て終わることが大切です。

舌のトレーニングで
心も身体も元気になる

 口腔ケアというと、歯磨きのことばかり頭にありましたが、舌や口の周りの筋肉のケアも大事なんですね。

 そうですね。当院でも併設のリラクゼーションサロンで、口の周りの筋肉だけでなく全身の筋肉のケアもトータルで行っています。全身の筋肉はすべてつながっていますので、**口の周りの筋肉をほぐすと、口が開けやすくなるだけでなく、首や肩のコリが楽になる効果が期待できます。**

 へえ！ そんな効果もあるんですね。

 歯ぎしりや食いしばりのクセがある人は、顔の周りだけでなく全身の筋肉をふくめたケアがおすすめですよ。

 舌や口の周りの筋肉をほぐしたり鍛えたりすると、見た目も若返りますか？

 その効果は大いに期待できます。マッサージやトレーニングをすると、血行やリンパの流れがよくなり、むくみが取れて小顔効果が期待できますね。

 わたしたち世代にはうれしいことばかりですね。

健康長寿には、老けないことも大事だし、美しいことも大事だと思います。**アンチエイジングを目指した結果、呼吸や嚥下機能も向上して、総合的な健康を手に入れられたらこれほどいいことはない。**

 健康のためだけでなく、若返り効果もあるとなれば、トレーニングのモチベーションがあがりますね。

 それと、ストレスは筋肉がずっと緊張している状態を引き起こしてしまい、さまざまな不調をもたらします。口も例外ではありません。**顔の周りは影響を受けやすく、筋肉は使わないとどんどん減ってしまいます。日本人は特に年齢とともに表情筋を使わなくなってしまうんです。** 思い当たりませんか？

 たしかに……。若い頃のように笑わなくなったかも……。

 82〜83ページで紹介した『waiwaiスマイル体操』は口の周りの筋肉をバランスよく、トータルで無理なく動かせるようになっています。

 いつやるといいとかは、ありますか？

 朝起きたら鏡の前でやってください。脳には目に入ってきたものを無意識に真似するという、ミラーリング効果があります。自分の笑顔を見ることで、トレーニングの効果が出やすいだけでなく、一日を気持ちよくスタートできますよ。

スマイルをつくることで、気持ちも表情筋もあがるんですね。

 舌と舌の周りの筋肉を鍛えることで一番変化が出やすいのが、嚥下機能の改善です。 しばらくトレーニングを続けたら、水を飲んでみてください。すごい量をいっぺんに飲み込めるようになりますよ。

 そうなんですか!?　どうして？

 口の中の空間を大きく使えるようになるからと、食べ物を食道に送り込む力が強化されるからです。

あごの関節は年齢とともに固くなり、口の可動域が狭くなってきます。しかし、舌の筋肉を鍛えることによって、広げることができる。そうすると口の中の空間が広がって、水がいっぺんに口に入るわけです。スムースに飲み込むこともできるようになるんですよ。

 ということは、誤嚥の予防にも役立ちますね。

 そうですね。食べ物を飲み込む嚥下機能には、口の中のさまざまな器官の動きが複雑にかかわっています。中でも、舌の力がとても大事。食べ物を飲み込んで食道に送り込むという動きは、舌の力がコントロールしている。嚥下には舌によって押し出す筋力が必要なんです。

ふだんから、むせることが気になる人は、舌を上あごに押し付けて力を入れる、という動作をぜひやってください。

舌のトレーニングをすると、だ液の量も増えますか？

 もちろんです。だ液は耳の下にある耳下腺、舌の下に位置する舌下腺、顎下腺の3か所から分泌される。だ液の量を増やす方法として、この3か所を外からマッサージしてだ液の分泌を促すのが一般的です。舌骨を動かすトレーニングをすれば、マッサージと同じような効果が期待できます。

 女性は更年期になるとドライマウスになりやすいと聞きました。

 ドライマウスは、男女とも50代以降に増えます。更年期の影響もありますが、薬を飲んでいる人もなりやすい。特に、アレルギー性鼻炎の薬は、鼻水の分泌を抑えるので、だ液の分泌も抑制されて喉がかわきます。

 わたしも花粉症なので心当たりがあります。

 実は、鼻炎の人は、舌の筋肉を鍛えて舌位置を調節すると、鼻炎そのものが治ることがあります。

 え？　舌のトレーニングで鼻炎が治る？

 人間はもともと鼻から息をする。それは、鼻に鼻毛や粘膜などがあって、空気清浄機のような働きをしているからです。
外の空気にはウイルスだとか、PM2.5だとか、花粉だとか体に入ってほしくないものが混ざっています。それを鼻毛や粘膜がろ過してのどの奥から肺に送っている。それが正しい呼吸法。

ところが、舌の位置が下がっていると、きちんと肺に空気が送れなくなります。

 どうしてですか？

 舌の根元がのどの奥をぴったり封鎖していない（舌の位置が下がっている）と、途中で空気が抜けてしまい100%の呼吸ができないんです。だから苦しくて口呼吸になる。すると、汚い空気が常に免疫力の弱い扁桃腺にダイレクトに行ってしまう。それがのどの扁桃腺の慢性的な炎症を引き起こし、アレルギーなどの自己免疫疾患の原因になることもあると考えられています。

 まさか、アレルギーも舌位置が関係していたとは。

 鼻炎がある人は、舌の筋肉をしっかり鍛えてください。舌位置を整えたことで、鼻炎薬がいらなくなったという人もいるんですよ。

 舌を鍛えるだけで、いろいろな不調が改善しそうですね。

 40代50代になると筋肉量がだんだん減少してきます。だから、健康のためにウォーキングしましょうとか、運動しましょうと言われますよね。**そこで体のトレーニングを始める人は多いのですが、舌や口の周りの筋肉は取り残されてしまうんですね。**将来、寝たきりになりたくないという人は、身体だけでなくお口周りの筋肉もしっかり鍛えましょう。

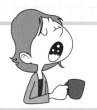

やりすぎうがいに要注意

 新型コロナウイルスが流行してから、うがいの習慣を持つ人が増えました。口の中を清潔に保つには、どんなうがい薬を使えばいいですか?

 うがいについては、けっこう世の中に誤解があるので、ここで整理しておきましょう。まず、市販されているうがい薬は、次の2つの種類に大別できます。

> **1.** のどの健康を目的としたもの

> **2.** むし歯や歯周病などお口の健康を目的としたもの

1. はイソジンをはじめとする、ポピドンヨードなどの殺菌力のあるうがい薬ですね。**2.** はモンダミンやリステリンなどのマウスウォッシュと呼ばれる洗口液のことです。

 コロナ対策のうがい薬では、ポピドンヨードが入っているものが注目されましたよね?

 そうですね。実はポピドンヨードのうがい薬については、衝撃的な研究結果があります。ある大学でインフルエンザに関してうがいの実験をした。すると、水とポピドンヨードのうがい薬

によるうがいを比較したところ、ポピドンヨードのうがい薬を使用したグループのほうがインフルエンザ発症率が高くなった。

 え？　それじゃ、うがい薬の意味が……。

 そもそもポピドンヨードのうがい薬は、殺菌作用があるといっていても、インフルエンザ予防とはうたっていません。殺菌というのは、よい菌だけを殺すわけではありません。善玉菌も殺してしまうので、殺菌作用のあるうがい薬で頻繁にうがいをしていると、口内細菌のバランスが崩れてしまう。そうすると、かえって粘膜の防御力が落ちてしまいます。コロナウイルスでも、同じことが考えられます。

 予防のための習慣が、裏目に出てしまいますね。

 口の中の細菌には、体を守ってくれるものもいっぱいいます。殺菌、イコールむし歯や歯周病の予防ではないのです。

 頻繁にうがい薬を使う、イコール予防とはならないんですね。

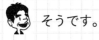 そうです。

 外出先や仕事などで歯磨きができないときに、洗口液を歯磨き代わりに使う人もいますが……。

 やむを得ない場合は仕方がないですが、洗口液は決して歯磨きの代用にはならない。食後に歯についたバイオフィルムは、歯

ブラシや歯間ブラシなどで物理的に落とす以外にはなく、洗口液で取れることはありません。ただし、体や健康にハンディがあって健全な口腔環境を保てないという場合は、洗口液で適度に殺菌することもプラスになります。

なるほど。ということは、ふだん健康な人がうがいをするときは、うがい薬や洗口液は必要ない？

そう。**うがいは水だけで十分。** 何度も言っているように、だ液には抗菌作用があるので、それ自体が体を守ってくれている。そこに余計な足し算をしないということです。

わかりました。では効果的なうがいの仕方を教えてください。

うがいには、「ガラガラうがい」と「ブクブクうがい」の2種類がある。「ガラガラうがい」は、のどの奥に水を入れて、上を向いて「ガラガラガラ」といって吐き出します。これは、のどの奥からウイルスが肺に行ったり、細菌感染したりするのを予防するためのうがい。「ブクブクうがい」は、口に水を含んだら頬を左右交互に「ブクブク」と動かして吐き出します。このうがいには口の中の細菌数を薄めて洗い流したり、口の乾燥を防いで免疫力を高めたりする目的があります。両方のうがいをセットで行うのがおすすめです。

噛みしめや食いしばりは無意識にやっている

 そういえば、噛みしめや食いしばりが、あごの不調やだ液の量を減らすことにもつながるとおっしゃっていましたよね。

 はい、噛みしめや食いしばりは、じつは無意識にやっている人が多いんですよ。噛みしめを繰り返すと、エナメル質に細かいひびが入って、むし歯菌の溜まり場になり、むし歯の原因にもなります。

 えっ!?　わたしは大丈夫でしょうか。

 では、今自然に口を閉じてみてください。歯の上下がくっついていませんか？

 ……。くっついている気がします。

 それはTCH(tooth contacting habit＝歯列接触癖)の可能性がありますね。強い力でぎゅっと噛みしめなくても、上下の歯がくっついている人はTCHです。そもそも上の歯と下の歯は、くっついていないのが本来の状態で、1〜2㎜はなれているのが普通なんです。病気ではありませんから、まずは、上下の歯がくっついている時間をなるべく減らす意識をして、生活してみましょう。

3

かかりつけ医に
まかせるべき
予防と治療

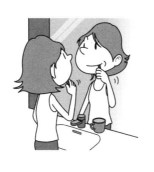

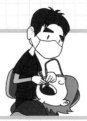

ほとんどの人が歯科医院選びを間違えている

 先生、自宅でのセルフケアや食生活の改善、ストレス対策など
をしっかりしている人も、歯医者さんでの定期的なメンテナン
スが必要なんですよね？

 その通り。どんなにきちっとセルフケアをしても、口の中の汚
れを完全に取りきるのは難しい。歯科医院で定期的にクリーニ
ングを受けて、口の中の状態をプロにチェックしてもらうこと
が必須です。むし歯や歯周病を予防するために、ぜひ、かかり
つけ医を持ってほしいと思います。

一番いいのは、**治療してもらったところでずっと診てもらうこ
と。**歯科医の側から言うと、治療したところがどう変化してど
うなったかという記録が残っているほうが、患者さんに合った
治療を提供しやすいんですね。

 治療してもらった歯科医院がイマイチだったらどうすれば？
わたしは今まで、何軒か歯医者さんに通いましたが、「かかりつ
け医」というような長いつきあいの歯医者さんはいません。どん
な歯科医院をかかりつけにしたらいいでしょうか？

 ちなみに、今まではどうやって歯科医院を選んでいましたか？

 そうですね……。家や仕事場の近所にある歯科医院です。そ

の中で、あんまり混んでいなくて、予約なしでもすぐに診てくれて、短時間で痛みもなく、パパッと治療してくれる歯医者さんを選びます。

なるほど。ほとんどの方が、あなたのような基準で歯科医院を選んでいると思います。**しかし、残念ながら、その選び方は全部間違い。**

え〜っ！！　全部ですか？

歯科を受診した際に、ほとんどの患者さんが「早く治療してほしい」と思っています。だから初診のとき、口の中を診て話を聞いただけで何もせずに帰されたりすると、不安になってしまう。歯科医院のほうも、不安にさせてはいけないと思って、急いで治療する。それが日本の歯科診療のデフォルトになってしまっている……。

早く治してもらえるとありがたいんですよね。何回も通いたくないし……。

それが間違い。歯を大切に長持ちさせるなら、患者さん自身も考え方を変えないといけない。そうしないと、自分に合った治療を提供してくれる歯科医院には、一生巡り合えませんよ。

ということは、まず、歯科医院のホームページなどを見て、そのクリニックの雰囲気や診察室の様子、スタッフ紹介などをチェックして、歯科医院の情報を吟味するんですか？

もちろんそれは有効です。ホームページは自分のクリニックの宣伝媒体ですから、悪いことが書いてあるはずがない。だから、全部を信じるのではなくて、あくまで参考ですね。

じゃあ、客観的な評価を知るために口コミサイトの書き込みを参考にするのはどうでしょう？

ネットの口コミもあまりあてになりませんよ。たとえば、「すぐ治療してくれて痛くなかったよ！」という書き込みがあったら、どう思いますか？

痛くないって書いてあったら「いいね！」って思います。

ところが、痛くない治療と、よい治療は別物。歯医者さんにぱっと行って、すぐ神経を取られたら、痛くなくなりますよね。患者さんは喜びますが、神経を取るのは歯にとってよくない。

なるほど。口コミしている人が正しく評価しているとは限らないし、受け取る側も知識がないと、良し悪しの判断がつけられませんね。

実際にその歯科医院に行っている人からリアルな評判を聞くという方法もありますが、それもその人の感じ方次第です。「混んでいるから人気がある」とか「早く治療が終わってよかった」というのも、実は一人にかける時間を短くして、回転をあげているだけかもしれない。

うーん。これは口コミなどに頼らず自分で歯科医院に足を運んで、自分に合うかどうか見極めないといけないですね。

そうですね。歯を守るという意味では「待たせない」「早い」「すぐに削ってくれる」という治療は決していいことではない。**1本1本の歯を大切にしてくれて、患者さんの悩みをじっくり聞き、疑問や不安にも答えてくれる歯科医院にかかったほうがいい。**

そうすると、「早く治したい」という患者側の意識から変えないといけないですね。

初診で歯を削る歯医者に行ってはいけない！

実は、初診というのは、歯科医にとっても重要なんです。初めて来た患者さんがどんな状態なのかを知る機会なので、きちんと話を聞く時間や、歯科診査をする時間を、十分とる必要がある。

先生、まず、そこなんですけど、わたしは初診でそんなに長々と歯医者さんと話した記憶がありません。

本当にしっかり治療をしようと思ったら、時間をかけたいところです。うちのクリニックでは、初診のカウンセリングと歯科診査に、1時間半〜2時間かけています。

そんなに時間をかけるんですか？

 1回目でしっかりお話をして、こちらも患者さんを受けとめる姿勢を示すというのがうちのクリニックのスタイル。

たとえば、ほとんどの患者さんは初診のときガチガチに緊張しています。食生活のことを聞いても「甘いものは食べません」と言う。ところが、会話をしていくうちにリラックスされるのか、「実は寝る前にお酒を飲んでいます」と打ち明けてくれたり、話しているうちに「口に力を入れるクセがあるな」と気づかされたりするんですよ。

会話や観察から情報をキャッチして、患者さんに合った治療や予防につなげていくようにしています。

 それだけじっくり話ができたら、納得して治療ができそうです。

 くれぐれも、いきなり初診で削るような歯医者に行かないこと。
患者さんが「痛い、痛い」と言うと、「じゃあ、むし歯ですね。すぐに削って詰めましょう」という流れ、よくあるんです。

 わたしがかかった歯医者は、だいたいそのパターンでした……。

 そうじゃない歯科医院も今はいっぱいあります。いきなり初診で治療に入る歯医者はやめましょう。順番としては、必ずクリーニングからスタートして、歯ぐきや歯肉の状態をよくしてから治療に入ります。

家を建てるときも土台を作ってから建物を建てるでしょう？歯ぐきの健康は家の基礎と同じです。まず、口内環境を整えて

からむし歯治療に入るのが常識です。

 保険診療の歯医者さんでも流れは一緒ですか？

 もちろんそうです。

 では、丁寧に診てくれる歯科医院がやっている初診のプロセスを教えてください。

 一般的な初診では、次のようなことが行われます。

❶ 問診表の記入

飲んでいる薬や、アレルギー、既往症などの確認。

❷ カウンセリング

痛みや症状、気になること、治療に対する悩みや不安など、患者さんが思っていることを具体的に聞き出します。

❸ 診査・レントゲン撮影

歯の見えない部分を確認するためのレントゲン撮影や、歯周ポケットの検査などで、口腔内の状態を詳しく調べます。

❹ 治療計画の作成

口腔内の状態に合わせた治療プランを説明します。

❺ 応急処置など

痛みが強いなど処置が必要な部位を対処します。

わかりました。「いきなり治療しない」というキーワードを忘れないようにします。

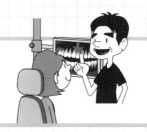

歯医者がかかりたい歯科医院とは？

 実際に歯科医院に行ったとき、よい歯科医院、悪い歯科医院を見分けるチェックポイントってありますか？

 まず、今はコロナ禍なので、待合室が混みあわないようにするなど、**感染症予防対策がきちっとできているというのが最低条件。**昔は、タービンという削る道具の頭の部分を滅菌していないいい加減な歯科医院もありました。そういう細かいところは、患者さんにはわからないんですよね……。

 そうですね。感染症予防対策ならば、誰が見てもチェックしやすいと思います。

 たとえば、患者さんごとに歯科医師やスタッフが手袋を換えているかとかね。同じ手袋をアルコール消毒して使いまわしていたらアウトです。治療用の手袋は基本的に使い捨て仕様なので、ピンホールという穴が開いている。だから、最低限、患者さん一人ごとに交換しないといけない。わたし自身は、同じ患者さんでも1時間の治療中に3回ぐらい取り替えます。

なるほど。よく観察してみます。

 患者さんが座る診察台も、治療後毎回消毒しているかをチェックしてください。消毒する間もなく、すぐ次の患者さんを座らせて治療を始めるようなところは論外です。

 衛生管理が甘い歯科医院にはかかりたくないですね。

 そうですね。**感染症予防対策というのは、そのクリニックの医療に対する姿勢があらわれます。**衛生管理がしっかりしているというのが、かかりつけ医の第一条件になるでしょう。

 実際治療に入ってから、注意することはありますか？

 初診のところでもチラっと出てきましたが「治療計画」が明確であることが大事。ひとつ歯の治療が終わったと思ったら、今度はこっち、またあっちと延々治療が続いたら、患者さんは不安になりますよね。

 そうですね。毎回次回の予約をして帰って、「いつ終わるんだろう……」とイライラしたこともあります。

 歯医者さんが「ゴールの見える治療をしてくれる」ということも患者さんの安心につながるポイントです。計画なしに治療していたら、歯科医師自身もゴールが見えない。**治療計画を立てて、治療部位、治療方法、治療期間を明確に教えてくれる歯医者さんじゃないとダメ。**いつ終わるのかわからなかったら、患者さ

んも予定が立ちません。

 ごもっともです。先生、わたしは治療が長くなったとき、途中で担当の先生が変わってしまったことがあるんですが……。

 はい。基本的に歯科医院は担当医制のところがいいです。同じ先生が診てくれないとダメ。たとえば、根の治療では、週1〜2回殺菌するための薬の交換を行います。薬交換ぐらいどの先生でもいいだろうと、ちょこちょこっとやって次はまた別な先生がやる。そういう歯科医院には行かないほうがいい。**かかりつけ医を選ぶ条件として、担当医制は必須です。**

 担当の先生が開業などの理由で辞めてしまったときはどうしたらいいですか？　他の都道府県など、遠くで開業された場合は続けて診てもらいたくても通えません。

 次の担当の先生がよければいいですけど、合わなければ違う歯科医院を探したほうがいいかもしれません。それぞれの歯科医院や先生によって、治療する分野に得意不得意がある。インプラントが得意な先生もいれば、歯周病が得意な先生もいる。たとえば、歯周病治療で通っていたのに、得意な先生がいなくなったとなれば、その歯科医院に行く意味がなくなります。

 なるほど。めんどうくさがらずに、自分が希望する治療ができる歯科医院に移ったほうがよさそうですね。

 自分に合わない歯科医院に通い続けても、まったくメリットは

ありませんよ。

歯科治療で最も大切なのは
コミュニケーション

 先生、予防ではなく治療目的で歯医者さんを探す場合は、自分が受けたい治療が受けられる歯科医院を探さないといけないですよね？

 そうですね。歯科医にも専門医制度があります。口腔外科専門医、歯周病専門医、小児歯科専門医など、それぞれの学会に所属して各領域の専門医療をできる歯科医師として認められている先生たちがいる。そういう情報を調べて受診すれば、自分の症状に合った歯科医師が見つかるかもしれない。ただし、あんまりそこにこだわらなくていい場合もあります。

 どういうことですか？

 いくら技術が高い先生でも、自分と相性が悪かったら治療がイヤになりませんか？　一番重要なことは、自分の担当の先生とコミュニケーションがうまくとれるかどうか。すごい立派な先生だけれど、質問できない雰囲気があるとか、忙しそうだから質問しづらいとか、機嫌悪そうだから話しかけられないとか、そんなの全然ダメでしょう？

はい。それはイヤです。

 治療の説明で納得できないことや疑問があったとき、なんでも気軽に聞ける先生じゃないとダメ。徹底的にコミュニケーションしておかないと、「こんなはずじゃなかった」と治療の後で悔やむようなことが起こるかもしれません。

 そうなんですね。なんとなく話しかけづらいので、いつも先生の言う通りの治療を受けていました。

 もう、受け身の歯科治療はやめましょう。患者さん側からも積極的にコミュニケーションをとったほうがいい。**歯科医療は、患者と歯科医師と歯科衛生士が協同してやらないと成功しません。**

 歯医者さんの診察台に座ると、たいてい緊張して、質問も飛んでしまうんですよね。口を開けると頭の中が真っ白になります。

 パーソナルスペースというのをご存じですよね？　誰にでも他人に入ってほしくない空間がある。お互いが親しくなって初めてその距離が縮まります。
ところが、歯科というのは、初対面でいきなりパーソナルスペースを超えて口の中まで入ってくる。だから、コミュニケーションが重要になるんです。歯科医師と患者がお互いに信頼や安心感がある状態でないと、すごいストレスがかかります。

 たしかに、そうですね。

だからこそ、たっぷり時間をとってお話をして、心の距離を縮めていく。それが歯のためにもいいし、歯科医師と患者との長いつきあいや治療を円滑に進める前提になる。

 やはり、自分の歯を守るためだから、患者のほうも本気で治療に向き合わないといけませんね。

 歯科治療はもはや「口を開けて任せておけばいい」という時代ではありません。 自分の歯は自分で守るんだという意識が必要。そのためには、きちっとコミュニケーションをとって、患者さん自身も知識を得ていきましょう。後で「削られちゃった」「詰められちゃった」と言う人が多いけれど、削られる前に行動を起こせば自分の歯が守れたかもしれない。「自分はこうしてほしくない」という希望を歯科医師に伝えられるようにしてください。安心な歯科医を選ぶポイントとしては、次の7つがあげられますね。

① 入室時の手指消毒、検温、ドアノブの消毒、ドアや窓を開けての換気、待合室の人数などの感染症対策がされている。

② 初診時に十分な問診を行い、レントゲン写真や口腔内写真などを撮影している。

③ 治療の開始から終了まで同じ歯科医師が担当している。

④ 痛む歯だけでなく、口全体をチェックしている。

⑤ 治療終了後も定期的なメンテナンスを行っている。

⑥ 口の中の状態や治療法、費用について時間をかけて説明してくれ、患者さんがそれを検討するための時間を与えてくれる。

⑦　ブラッシング指導だけでなく、食事や栄養など生活習慣の指導も行っている。

大人のむし歯は慌てて治療しなくていい

 でも、もし急に歯が痛くなったり、詰めたものが外れたりしたら、歯科医院を吟味して選んでいる時間はないですよね？

 そういうときこそ、ゆっくり歯科医院を選びましょう。

 え？　でも、手遅れにならないですか？

 なりませんよ。**子どものむし歯はあっという間に進行しますが、大人のむし歯は進行が遅い。** これは乳歯と永久歯の違いです。乳歯は永久歯に比べてエナメル質や象牙質が薄い。永久歯は結晶構造が安定しているので、よほど環境が悪くない限り急激にむし歯が進行するケースは少ない。数週間とか数か月かけて、ほんのわずかずつ進行するので、慌てなくていいんです。

 そうなんですか！？

 我慢できないくらい痛いときは別ですが、ちょっとしみるとかそういう程度であれば、すぐ治療しなくても大丈夫。たとえ、予約が1か月先になってしまったとしても、丁寧に治療してく

れる歯科医院に行ってください。

 すぐに痛みをどうにかしてほしいときは？

 そういうときは、予約のときに事情を話せば、ほとんどの歯科医院で応急処置をする時間を取ってもらえます。繰り返しますが、どういう状況でも、すぐに削ったり、神経を抜いたりするような歯科医院には行かないこと！

 親知らずが痛いときも慌てて抜かないほうがいいですか？

 親知らずは一般的に左右上下の奥に1本ずつ、計4本あって、1本も生えない人もいます。親知らずがあることで、歯ぐきに傷がつくとか、親知らずが磨けなくて手前の歯がむし歯になるリスクが高いときは、抜いたほうがいい。そうでなければ、残したほうがいいケースも多いですね。

 実は、わたしは慌てて抜いてしまった苦い経験が……。しかも、親知らずの手前の健康な歯もなぜか抜くことになってしまいました。

 うーん。基本的に親知らずがまっすぐ生えていてむし歯もなく、ほかの歯への影響もなくて、噛み合わせも問題なければ抜く必要はありません。残しておけば、ほかの歯を失ったときに、親知らずを抜いてそこに移植するという手もあるんです。だから、残せるものであれば、残すほうが将来的に自分または誰かのためになると思いますね。

今考えると、なぜ「抜きたくない」と言えなかったのか……。後悔しかないです。初診でしっかり話を聞いてくれる歯医者さんに行っていれば、歯を失うことはなかったのかなと。

 その可能性は十分あります。歯科治療は、歯科医師が一方的に決めるものではありません。治療する前に、患者さんにいくつか治療の選択肢を提示してメリット・デメリットをしっかりお話しする。そして最終的にどの方法で治療するかは患者さんに決めてもらう。患者が望まない治療は行わないのが原則です。

 歯を抜くということがそんなに重大なことだとは、思っていない人が多いと思います。

 そうですね。**たとえば、これががんの手術だったらどうですか？　もっと深刻になって、切除するのか、抗がん剤治療をするのか、成功率はどれくらいなのかなど、細かく相談や話し合いをすると思います。歯も同じように考えなければいけない。**

 歯はなくなっても、なんとかなるみたいな誤解がありますね。

 一度削った歯、抜いてしまった歯はもとには戻りません。**歯の1本1本を大切な臓器として扱うべきです。**だからこそ、全身の疾患と同じような感覚で歯医者さん選びをしてほしい。100年持たせる大事なものを診てもらうわけだから、自分が納得して「ここがいい」と思える歯科医院を選んでほしいですね。

 もしも、今行っている歯科医院できちんとした説明もなく「神経

を取りましょう」とか「抜いたほうがいい」と言われたときは、別の歯科医院にチェンジしてもいいですか？

 もちろん。たとえば、がんで余命3か月といわれて、納得がいかなかったらセカンドオピニオンに行くでしょう？　自分の大事な歯を一生残すために、患者さんには治療方法を選択する権利がある。重大な局面では歯科医師の判断も分かれることもありますので、一人の先生で納得できない場合には、セカンドオピニオンを求めることも決して悪いことではありませんよ。

中高年こそ矯正&ホワイトニング！

中高年だからといって、あきらめてはいませんか？
歯を美しくするメリットは見た目だけではないのです！

　歯列矯正は、子どもや若い人がやるものと思っている人もいますが、40代50代、あるいは60代でも、遅いことはありません。

　歯並びが悪いと、汚れが溜まりやすく、ケアがうまくいかずに高齢になったとき口腔環境を維持するのが難しくなってきます。歯並びが改善するとケアもしやすくなり、むし歯や歯周病を防ぐ効果があります。また、噛む力やコミュニケーション能力の低下を防ぐメリットもあり、健康寿命を延ばすことにもつながります。

　矯正というと歯にワイヤーを取り付けるイメージがありますが、今はマウスピース矯正という方法がメインになってきています。マウスピースはいつでも自分で取り外すことができ、見た目もあまり気になりません。ワイヤーよりも気にせず日常生活を送れますので、シニアだから無理という時代ではありません。

　また、矯正とともにおすすめなのがホワイトニングです。歯の色は、加齢とともに色素が沈着し、黄ばんできます。ホワイトニングは歯の黄ばみを過酸化水素などで分解し、自然な白さを取り戻す施術です。見た目が美しくなることで、自信がつき、思い切り笑えるようになったという方もたくさんいらっしゃいます。

　中高年の矯正やホワイトニングには、長年のコンプレックスから解放され、いきいきと人生を楽しめるようになるという効果もあるのです。

歯を守るために
必要不可欠な3本柱

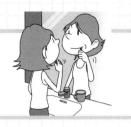

 かかりつけ医が決まったら、歯科医院ではどんなケアをしてもらえばいいですか？

 そうですね。まず、むし歯、歯周病を予防して歯を長持ちさせるためには、次の3本柱が必須です。

> 1. 原因の除去（食生活・生活習慣の改善）

> 2. 日常のセルフケア

> 3. 定期的なプロのメンテナンス

この3本柱のどれかひとつ欠けても、むし歯や歯周病を防げなくなります。

 プロにメンテナンスしてもらえば、セルフケアは手抜きでいいというわけではないんですね？

 そうです。歯科医院で定期的なメンテナンスをしたら安心、とは思わないでください。メンテナンスをしていても、めちゃくちゃな食生活やストレスフルな生活をしていたら意味がない。だ液の分泌が低下して、免疫力も下がるので結局むし歯になりますよ。まずは、1番目の原因除去をしっかりやること。

自分で原因が見つからないときは、歯科医に相談すればいいで
すか？

 そうですね。食習慣や生活習慣というのは、無意識にやってい
ることが多い。初診のカウンセリングで、いろいろ話をして、改
善すべき点を見つけてもらうといいでしょう。
そのほか、患者さんが希望すれば、むし歯や歯周病のリスクが
わかるだ液検査を行ってくれる歯科医院もありますよ。

 だ液検査？

 はい。たとえばSiLL-Haというだ液検査がよく知られています。
５分程度で判定が出る簡単な検査ですが、このような検査で現
在の自分のむし歯や歯周病のリスクを具体的に知ることで、取
るべき行動がわかります。右の図のように、７つの項目から、口
内環境の状態をグラフにして見ることができます。

 グラフで見ると、対処すべきポイントがわかりやすいですね。
原因がわかれば、日常で何に気をつけて、どういうセルフケア
をすればよいか見当がつきやすいです。

 そうですね。また、セルフケアをする場合も、自己流ではなく
て基本的に歯科医院で、歯科医師または歯科衛生士に正しいケ
アを指導してもらうといいですよ。

【SiLL-Ha結果の一例】

口腔内細菌が増えてくると、発生するアンモニアガスの量が増えることから、アンモニアを測定することで口腔清潔度を評価している。

いわゆる、むし歯になりやすさがわかる。間食が多くて口の中が酸性に傾いている人は、高く出る可能性がある。

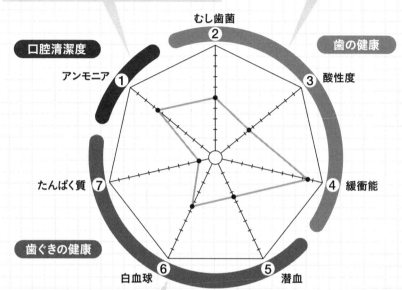

歯周病リスクを見るところ。歯周病がある人は、歯ぐきから出血してだ液に血が混じったり、口内細菌などによる歯肉の炎症の影響で、白血球やたんぱく質の量が多くなったりする。

歯科衛生士は
歯のメンテナンスのプロ！

 歯科衛生士さんというのは、歯科医院で歯のクリーニングなどを担当してくれる方のことですか？

 そうですね。もちろん歯科医師がクリーニングをすることもあ

りますが、基本的に、歯科医師はむし歯などの治療をします。そして、**治療した部分を維持するためのケアをするのが歯科衛生士の仕事。** だから予防については**歯科衛生士**がメインです。

そうなんですね。これまた、わたしは歯科医院で歯科衛生士さんと予防について話した記憶がないです……。

適切に仕事の分担をしている歯科医院では、歯科衛生士が予防を担当し、患者さんに寄り添ってクリーニングや歯ぐきの健康を守る役割を果たしています。予防という重要なポジションを担う職業なので、歯科衛生士さんも全身の疾患の勉強をしたり、コミュニケーションスキルを磨いたりしていますよ。

なるほど。予防の専門家というわけですね。

歯科医院には、歯科衛生士のほかに歯科助手というスタッフがいる場合もあります。歯科衛生士は国家資格ですが、助手さんは特に資格はいりません。歯科助手は基本的にアシスタント業務のみで、口の中に手を入れない作業しかできません。

ということは、歯科衛生士さんが主に口の中を点検してくれて、むし歯などの異変を見つけたら、歯科医師に伝えるという流れですか？

そうです。歯科衛生士がチェックしたところを、治療する必要があるかを判断するのは歯科医師。うちのクリニックでも歯科衛生士が患者さんの問題を発見して、写真を撮っておいて、改

めてわたしがマイクロスコープで患部を拡大して判断するということはよくあります。

なるほど。何から何まで歯科医師が全部やるわけではないんですね。

わたしは治療が済んでしまったら、患者さんとあまり会わなくなります。再び患者さんが治療に戻ってきてしまったときは「わたしに会うようになってはダメじゃないですか」と言いますよ。「この治療が終わったら一生会わないようにしましょう」ってお話しします。歯科医師が担当する治療ゾーンは、トラブルが起きた人が来るところ。トラブルがない人は歯科衛生士さんの予防ゾーンでケアをしてもらいます。

ということは、セルフケアの歯ブラシやフロスの使い方、歯間ブラシのサイズなどは、歯科衛生士さんに相談すればいいんですね？

そうです。歯科衛生士さんは患者さんの口の中のことを全部わかっていますから。セルフケアの悩みや疑問など、なんでも相談してください。

いい歯科衛生士さんがいたら、指名して担当してもらうことはできますか？

歯科医院によってはできるところもあります。うちでは、患者さんの希望で同じ歯科衛生士が担当していますよ。

同じ人に担当してもらったほうが安心ですよね？

 そうですね。歯磨きの指導にしても、定期的なメンテナンスにしても、**同じ歯科衛生士さんが長く担当して、患者さんの口の中を管理してくれるのが理想です。** 海外では「マイハイジニスト」といって、歯科衛生士さんが決まっているパターンが多い。ただし、日本では人材不足などの問題もあって、なかなか難しい場合もあります。なかにはすごく優秀な歯科衛生士さんがいて、その人が歯科医院を変わるごとに、患者さんもついていくといったケースもありますけどね。

 そうなんですね。今まで、歯科衛生士さんに話しかけていいのかどうかさえ、わかりませんでした。

 歯科衛生士さんとの出会いというのもものすごく重要です。だから、積極的にコミュニケーションをとって、歯科衛生士さんと仲良くなりましょう。お口の健康を守る強い味方になってもらえますよ。

プロフェッショナルケアは 3か月に1回が理想

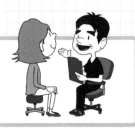

 歯科医院で定期的に受けるメンテナンスでは、どんなことをするんですか？

自宅で行うセルフケアに対して、歯科医院で行う定期メンテナンスは「プロフェッショナルケア」とも呼ばれています。プロフェッショナルケアでやることは、主に次の3つ。

> 1. 問診と口腔内のチェック

> 2. 新たなむし歯や歯周病のチェック
>   （バイオフィルムの染め出しと確認）

> 3. 歯の表面を傷つけないように
>   専用の機器でバイオフィルムのみを除去

これを定期的に行います。

 定期的なメンテナンスって、歯のクリーニングだけを指すわけではないんですね。

 そうです。まずは、きちんとむし歯や歯周病を治療する。そして、治療したところが問題なく機能しているかどうか、定期的に確認する。そういう流れがすべて含まれています。

 経過観察しながら、他の歯もチェックするということですね？

 はい。「かかりつけ医」を持ちましょうというのはそういう意味もあります。治療と予防は別々ではありません。これまでの治療歴に沿ったケアが必要なんです。

 定期メンテナンスに行っていれば、口の中のトラブルの早期発見にもつながりますよね。

そうですね。1回治療が終わると油断してしまう患者さんもいます。次に症状が出たときにいらっしゃっても、もうかなりむし歯が進んだ状態ということになる。症状が出る前に発見したほうがダメージは少ないです。

 汚れの除去と口内細菌を減らすクリーニングというのは、どのようなケアですか?

 歯ブラシや歯間ブラシでどれだけ丁寧にケアしていても、歯と歯の間や歯周ポケット、奥歯など、磨きにくいところにはバイオフィルムがつきやすい。バイオフィルムは時間が経つと取れにくくなるので、歯を傷つけない特殊な器具でバイオフィルムを除去します。また、歯の表面や舌、粘膜などの清掃を行う場合もあります。

 定期的なメンテナンスには、どのぐらいの頻度で通えばよいですか?

 3か月に1回、1年に4回というサイクルが理想的です。なぜかというと、バイオフィルムは、歯に付着してから3〜4か月ぐらい経つと成熟して病原性が高まるといわれているからです。バイオフィルムの病原性が高まる前に、バイオフィルムをリセットすることが大切なんです。

 なるほど! **3か月に1回というのは、バイオフィルムを取るタイミング**なんですね!

その通り。また、汚れが硬い歯石になってしまう前に除去することで、メンテナンス時の歯に対するダメージを最小限にすることもできます。

ますます3か月に1回行かないといけない気持ちになってきました！

「3か月」には、実はもうひとつ、意味があります。スウェーデン・イエテボリ大学のグループが定期的にクリーニングをしている人たちに対して行った研究があります。それによると、定期的なクリーニングというのは、口の中をきれいにするという効果だけではないことがわかりました。定期的に歯科医院に行くことによって、その人たちの健康に対する意識が変わって、口腔ケアをするモチベーションを保つ効果があったのです。

モチベーションが落ちてしまうと、セルフケアもおろそかになりますもんね。

そうですね。モチベーション曲線というのはだいたい3か月ぐらいで落ちてくる。定期的なメンテナンスには、その落ちてくるタイミングでまた意識をあげる効果があるんです。

生活改善、セルフケア、プロフェッショナルケア、この3つを一人でがんばって続けようと思ったら大変ですよね。

うちの患者さんでも、ずっと歯科衛生士さんが口の中を診ていると「いつもは汚れがそんなについていないのに、今回はかな

り汚れている」ということに気づくことがあります。そうしたときに、歯科衛生士さんが原因を考えて聞いてみたら、実はお孫さんと同居するようになって、間食が増えちゃったとか、病気になって薬を飲むようになり、口が乾燥するようになったとか、いろいろなことがわかるんです。そういう患者さんの変化を見極めて、軌道修正してあげるというのがすごく大事です。

 歯科医院のクリーニングって、もっと機械的で流れ作業的なイメージでしたが、全然違いますね。

 定期的なメンテナンスには、患者さんに寄り添って、患者さんに口の中の大切さをわかってもらうという目的もある。**歯科医師や歯科衛生士は、歯のためだけじゃなく、健康長寿のためにつきあっていく。**だからメンテナンスは重要なんです。

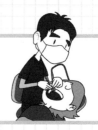

クリーニングで歯が削れてしまう？

 わたしもこれまで、歯科医院でクリーニングをしてもらったことがあるんです。でも、あの「キーン」という音の機械はなんとかならないでしょうか？　音が苦手で……。

 それは、一般的なクリーニングで使用されている超音波スケーラーという機械ですね。

やるたびに歯が削れていく気がしてならないんですが。大丈夫なんでしょうか……。

そうですね。超音波スケーラーというのは、歯周ポケットなどの歯石やバイオフィルムを除去するときに使用されます。超音波スケーラーで口の中全体をクリーニングすると、数ミクロンという単位ではありますが、場所によっては歯が削れてしまう。だから、毎回あれで全体をガリガリやってしまうと、歯に傷がついて、かえって汚れが取れにくくなることもあります。

え？ それじゃクリーニングの意味が……。

そう。クリーニングというのは、バイオフィルムがついているところだけ落とせばいいと思いませんか？

はい。健康なところは削ってほしくないです。

最先端の設備がある歯科医院では「パウダークリーニング」という方法が行われています。当院では、メンテナンスのために新たに開発されたスイス製のプロフィラキシスマスターという機器を用いています。エリスリトールというわずか数ミクロンのアミノ酸の細かい粒子を吹き付けることによって、バイオフィルムを落とすんです。

そんな方法があるんですね！

まずきちっと、バイオフィルムがある汚れの部分を染め出して、

色がついているところのみクリーニングします。しかも、直接機械などが歯に触れることなく、やわらかいパウダーの吹き付けだけで落としていきます。歯石になっている部分については、どうしても超音波スケーラーを使いますが、必要最低限にとどめます。これが本当の予防メンテナンスなんです。

 え〜っ。それならやってみたいです。

 エリスリトールは天然由来の甘味料ですが、もちろんむし歯の原因にもなりませんし、血糖値をあげる作用もない安全なパウダーですので、身体にも歯にもやさしいクリーニングです。施術時間も歯科衛生士さんのカウンセリングとクリーニングで1時間ぐらいかけて丁寧にやります。ただし、健康保険は使えませんよ。

 うーん。保険診療と自由診療では、クリーニングにも大きな差が出てしまうんですね。

日本の歯科医療は世界に遅れをとっている

 予防を重視する治療というのは新しい技術が多い。 欧米諸国では、そういった最新の研究や治療法、歯科材料などが速やかに臨床に反映される医療システムになっています。日本でも、医科の場合は、最先端の治療がほぼ保険で受けられます。

ところが、歯科ではそういうシステムがなく、昔から限られた治療法や歯科材料にしか、保険が利きません。だから**「保健医療ではきちんとした歯の健康や患者さんの健康は守れない」**というのが、わたしのホンネです。

 だから先生は、保険診療を行わないんですね。

 そうですね。保険適用の治療というのはいい治療なんだ、とみなさん思っている。だけど、それは大きな間違いなんです。

 そ、そうなんですか…！？

 みなさん、健康保険証を持って歯医者に行って、言われるがままに治療を受けている方がほとんどだと思います。日本の歯科医院の95％以上が保険医療機関の指定を受け、保険診療にあたっています。わたしの開業医人生も保険医療機関としてスタートしましたが、理想の歯科医院を追求し続けた結果、開業25周年の節目に保険医療機関の指定を返上し、現在は保険治療を行っていません。
保険医療機関は、国が決めた詳細なルール(治療手順、使用材料、カルテに記載する事項など)に厳格に従って診療を行わなければなりません。どんなに素晴らしい材料があっても、保険適用外の治療法や材料と保険とを併用して診療する混合診療は、一部を除き原則禁止されています。

 材料があっても、使っちゃいけないんですか！？

はい。たとえば、海外で治療に有用な画期的な素材や治療法が開発されたとしても、保険医療に取り入れられない限り、保険診療で扱うことはできません。

このルールは定期的に改定されますが予算の調整がほとんどなんです。材料や診療コストが上昇する最新材料や新しい治療法が導入されることは、非常にまれです。仮に導入が決まっても正式に使用が許可されるのに数年はかかるのが当たり前です。

うーん、それでは世界の医療の進歩においていかれちゃいますね。

はい、残念ながらそれが現状です。また、日本は金属治療がメインですが、諸外国では安全性や治療後の再発率の高さから使用が激減しています。

えっ!?　金属が当たり前かと思っていました！

スウェーデンでは保険でもセラミックですよ。日本のシステムは、全国どこでも保険医療機関であれば、安価な自己負担金のみで、痛みをなくせたり、詰めたりかぶせたりなど、とりあえずの問題は解決できる素晴らしいシステムなんですが……。

でも、日本の歯医者さんは技術が高いんじゃないんですか？

はい、日本の歯科医師は勉強熱心ですし技術力も非常に高いです。ただ、どうしても**保険制度に縛られてしまうので知識や技術が十分生かされていないのが現実です。このため日本では数年ごとの治療のやり直しや再発が多く、その結果として多くの**

歯が失われていきます。

例えば、それなりのコストはかかりますが、深いむし歯の歯の神経も、最新のマイクロスコープとMTAセメントという高価なセメントを用いて時間をかけて治療すれば残せる可能性もあります。

歯の神経を、取らない方法があったなんて……。

日本の保険診療では取るしかないんです。

ちなみに、欧米の歯科医師は一人の患者さんの治療に最低でも1時間かけるのが普通で、1日に7人程度の患者さんの治療しか行いません。ところが日本では、流れ作業のように行わないと歯科医院の経営が成り立たないので、一人の平均治療時間は15〜30分。一人の歯科医師が1日に20人以上治療するのが当たり前です。どちらが歯を大切に扱えるかは一目瞭然ですね。

なるほど……。

わたしが保険診療を行わない理由はご納得いただけましたか？

はい、とても納得しました。

でも、大事なことは日頃からきちんとケアすること。そうすれば、100歳だろうと120歳だろうと、自分の歯で噛むことができます。だからこそ、予防の重要性や歯を長持ちさせるために有益な治療法に、もっと関心を持ってほしいと思います。1本1本の歯は心臓や肺、腎臓といった臓器と同列に重要な臓器です。自分の歯は自分で守るという意識を忘れないでください。

おわりに

　今となっては知る由もありませんが、理系に興味を持たせようという亡き父の作戦にまんまとハマってしまったのかもしれません。毎月送られてくる『子供の科学』という雑誌の影響で、小学校の頃から電子工作やアマチュア無線に没頭し、根っからの理系人間として歴史や人文科学にまったく興味を持たない少年時代でした。

　小学校のとき、総入れ歯だった祖父が入れ歯を外す姿を見て、『どうして自分の歯は外れないのにおじいちゃんの歯は外れるんだろう？』と疑問に思い、父にそっと聞いてみたことがありました。さらにはその頃2階で生活していた祖父の洗面所に忍び込んで、置いてある入れ歯をドキドキしながら手に取って観察してみたり、『痔』の手術をすることになった父と風呂に入った際には、水中眼鏡で父のお尻を覗き込んでみたりしていました。興味を持ったことはとことん追究する性格の原点はこの頃にあるのかもしれません。余談ですが、実は後々、前述のわたしが疑問に思った祖父の総入れ歯を作った先生のもとで自分自身が修業することになるという、なんとも不思議なご縁もありました。

　今では、もしかしたらわたしが歯科医になる運命は、ドキドキしながらちょっと不思議な臭いのする祖父の総入れ歯を手に取ったときに決まってしまったのかもしれないと真剣に思うこともあります。

人生とはわからないものです。根っから内気で人前に出ること
が苦手なシャイで引っ込み思案の少年が、こうやって書籍を書かせ
ていただいたり、ラジオやテレビで歯科に関することをお話しさ
せていただいたり、今は若い頃のわたしからはまったく想像もつか
ない状況にあります。

　もちろん多くの方々と同じように、ここまでには一言では語り尽
くせない山あり谷ありの人生を送ってきたわけですが、この人生で
『歯科医師』という職業に出会えたことはとてもラッキーで幸せな
ことだと強く思っています。

　そしてなんと言ってもわたしの人生にそのような機会を与えてく
れた両親、そして『歯科医師』としてのわたしを育ててくれた多く
の患者様や、クリニックを支えてきてくれた多くのスタッフの皆様
に心からの感謝の意をお伝えしたいと思います。

　時は流れ、入れ歯の観察はインプラント治療の経過観察に、水
中眼鏡は歯科用のマイクロスコープに、と対象と道具は少々変
わってきていますが、根本的な興味の対象はまったく変わってい
ないようです（笑）。今後も目と手と頭が働く限り、この『歯科医』と
しての人生を過ごしていきたいと願っています。

堀　滋

堀滋 ほり・しげる

歯科医師。サウラデンタルクリニック院長
1959年生まれ。日本大学松戸歯学部卒業。昭和大学歯学部付属歯科病院口腔外科勤務ののち、日本橋中央歯科診療所などを経て、堀歯科診療所を開設。診療の傍ら、スウェーデンのイエテボリ大学で実践されている歯周病臨床実践コース、同アドバンスコース、ペンシルバニア大学アドバンスインプラントコース受講など、海外の最新治療を学び、治療に取り入れている。2021年、全身の健康につながる医療を追求するため、東京都港区内に自由診療専門のサウラデンタルクリニックを開設。院内には、顔まわりから全身の筋肉ケアのためのリラクゼーションサロンも併設。テレビ朝日『林修の今でしょ！講座』などに出演。著書に『歯のメンテナンス大全　人生100年時代の正しいデンタルケア88のリスト』（飛鳥新社）。

検索して不安になったら読む本
ウイルスも認知症も生きづらいのも、
すべて歯のせい？

2021年8月10日　初版第1刷発行

著　者　堀滋
発行者　小澤洋美
発行所　株式会社　小学館
　　　　〒101-8001　東京都千代田区一ツ橋2-3-1
　　　　電話（編集）03-3230-5125
　　　　　　（販売）03-5281-3555
印刷所　共同印刷株式会社
製本所　牧製本印刷株式会社

＊制作／浦城朋子・斉藤陽子　販売／椎名靖子・小菅さやか
　宣伝／野中千織　編集／竹下亜紀

Staff
アートディレクション
大薮胤美（フレーズ）

装丁・デザイン
横地綾子（フレーズ）

取材・文
加茂直美

イラスト
いけべけんいち。、木村風子（p82-83）

校正
玄冬書林

DTP
株式会社エッジ・デザインオフィス

取材・文・制作
藤門杏子（株式会社スリーシーズン）